がんを防ぐライフスタイル

中泉明彦
Akihiko Nakaizumi

第三文明社

まえがき

日本人の死亡の原因となる病気のランキングの推移を見ると、戦後すぐの時代には結核や肺炎で亡くなる人が多く、がんは死亡率第五位でした（一九四七年）。また、そこから高度成長期にかけては、脳出血・脳梗塞《のうこうそく》などの脳血管疾患《しっかん》が増加し、死亡の病因第一位となる時代がつづきました。

その後、脳血管疾患による死亡がしだいに減少していったのとは逆に、がんによる死亡は増加の一途をたどっています。

そして、一九八一年、ついにがんは死亡率第一位に――。以来三十数年、がんは一貫して「日本人の死因トップ」の座を保っています。

日本では、年間三十数万人ががんで亡くなります。これは、死亡者全体から見れば、「三人に一人ががんで亡くなる」割合です。

また、一生のうちに何らかのがんになる割合は、男性で六二%、女性で四六%程度と推計されています（国立がん研究センター「がん登録・統計」、二〇一三年データに基づく）。そのことから、「日本人男性の三人に二人、女性の二人に一人が、一生のどこかでがんになる」とも言われています。

がんの治療法は着実に進歩し、治癒率《ちゆりつ》は昔に比べれば上がっています。しかし、がんはその性質上、年を取るほどかかりやすくなるため、日本の急速な高齢化とともに、今後ますます増えていくでしょう。

……以上のように、がんは私たち日本人にとって、とても身近な病気なのです。がんにならないまま一生を終える人は一定数いるとしても、「がんになった人、がんで亡くなった人が身近に一人もいない」という人は、まずいないはずです。いまは、「誰もががんと無縁ではいられない時代」なのです。

そのような時代だからこそ、私たちはがんについて一通りの基礎知識を持って生きていく必要があります。医療者並みの知識は必要ないとしても、予防のため、治療のための最低限の知識は必須です。それはみなさんご自身と、みなさんの大切な人の「命を守るための知識」なのです。

インターネットの普及とともに、病気に関する知識は手に入りやすくなりました。しかし一方で、ネット上には私たち医師から見るとびっくりするような誤《あやま》った情報もあります。ネットから得たいいかげんな知識を真《ま》に受けたばかりに、適切ながん治療が受けられずに亡くなった方も、おそらくおられることでしょう。

だからこそ、専門家によるチェックを経た正しい知識を身につける必要があるのです。

私は、一九八五年に医師となりました。以来、二十四年にわたり病院の勤務医としてのキャリアを積みましたが、その間、一貫してがんの診療が私の専門でした。これまでに千人以上のがん患者と向き合ってきました。

いまは主に看護師教育をおこない、週一回臨床《りんしょう》にたずさわるという状態ですが、自らの専門分野である膵《すい》がんを中心に、がんに関する知識のアップデートは、常につづけています。

そうしたキャリアをふまえて、がんの予防と診断・治療に関する必須の基礎知識を、本書で紹介しようと思います。

ここ数年、私は創価大学の夏季大学講座や、日本最大のオンライン大学講座「JMOOC」（ジェイムーク）において、がんの基礎知識や予防法についての講座を担当してきました。その経験によって、医療者・医療系学部生ではない一般の人々に、わかりやすくがんの基礎知識を伝えるためのコツのようなものがつかめた気がしています。本書の内容にも、その経験が生かせていたらよいのですが……。

なお、『がんを防ぐライフスタイル』という本書のタイトルの「がんを防ぐ」とは、「がんにならないこと」を意味しますが、この点について、少し補足しておきたいと思います。

「がんで亡くなる」ことは、「がんに負ける」ということなのでしょうか？　もしそうだとしたら、日本人の三人に一人は「がんに負ける」ということになってしまいます。人間は、いつか必ず亡くなるものです。亡くなることが「病気に負ける」ことを意味するのだとしたら、こんなに寂《さび》しい話はありません。

私は医師として、自らが治療に当たった患者さんの死も数多く経験してきました。その経験をふまえて思うのは、たとえがんで亡くなったとしても、「この方は病気に負けずに立派に生き抜かれた。見事な人生の終わり方だった」と感じる方が少なくない、ということです。その実例については本文で紹介します。

がんで亡くなったとしても、「がんに負けない生き方」を貫《つらぬ》いたと思える人は、世の中にたくさんいます。私は本書で、そのような生き方についても考えてみたいと思います。つまり本書は、たんなる「がん予防法の実用書」にとどまらず、ある種の「生き方論」を目指したものでもあるのです。

ともあれ、本書が読者のみなさまのがん予防、あるいはすでにがんになってしまった方の診断・治療や生活改善に少しでも役立てば、著者としてこれにすぎる喜びはありません。

中泉明彦

『がんを防ぐライフスタイル』目次

1章 「がんを防ぐための新12か条」を読み解く

2章

がんをめぐる現状と展望

3章 最も怖いがん——膵がんと闘うために

4章 「がんに負けない生き方」を考える

装　幀　嶋田淳一（OICHOC）
本文デザイン　安藤 聡
イラスト　ヤマグチカヨ
図表制作　㈱クリエイティブメッセンジャー
〈一一五ページ〉
編集協力　前原政之

1章

「がんを防ぐための新12か条」を読み解く

新・旧「12か条」の違いについて

がん予防に役立つ知恵を集約した、最も重要な基礎知識と言えるのが、「国立がん研究センター　がん予防・検診研究センター」（現・社会と健康研究センター）がまとめた「がんを防ぐための新12か条」です。

そこでこの章では、新12か条の各項目を解説していくことで、がん予防の基礎知識を身につけることを目指します。

この「新12か条」は、日本人を対象とした疫学《えきがく》調査や、研究による明確なエヴィデンス（科学的証拠）を基にまとめられたもので、以下のような内容になっています。

1．たばこは吸わない

2. 他人のたばこの煙をできるだけ避ける
3. お酒はほどほどに
4. バランスのとれた食生活を
5. 塩辛《から》い食品は控えめに
6. 野菜や果物は不足にならないように
7. 適度に運動
8. 適切な体重維持
9. ウイルスや細菌の感染予防と治療
10. 定期的ながん検診を
11. 身体の異常に気がついたら、すぐに受診を
12. 正しいがん情報でがんを知ることから

「新12か条」というからには「旧」に当たる古い「12か条」があったわけです

が、それは国立がんセンター（現・国立がん研究センター）が一九七八年に発表した「がんを防ぐ12か条」でした。以下のようなものでした。

1. バランスのとれた栄養をとる
2. 毎日、変化のある食生活を
3. 食べすぎを避け、脂肪は控えめに
4. お酒はほどほどに
5. たばこは吸わないように
6. 食べ物から適量のビタミンと繊維質《せんいしつ》のものを多くとる
7. 塩辛いものは少なめに、あまり熱いものはさましてから
8. 焦《こ》げた部分は避ける
9. かびの生えたものに注意
10. 日光に当たりすぎない

11. 適度にスポーツをする
12. 体を清潔に

「新12か条」が発表されたのは二〇一一年のことで、じつに三十三年ぶりの改訂だったわけです。その間にがんの研究は大きく進み、治療法も目覚ましく進歩しました。また、七八年発表の「12か条」は、WHO（世界保健機関）が作成したものをそのまま引用した部分が多く、日本人向けでない面もありました。

そのようないきさつから、新・旧12か条の内容にはかなりの違いがあります。たとえば、旧12か条にあった「焦げた部分は避ける」という項目が、新12か条からは消えています。

「食べ物の焦げた部分には発がん性があるから、避けたほうがいい」という話は、以前、なかば常識のように語られてきました。食べ物の焦げた部分から、アミノ酸が変化してできる発がん物質（ヘテロサイクリックアミン）が発見されたことは事実です。また、その発がん物質を実験用のラットに与えたところ、がんが発生したことも事実です。

しかし、問題は実験でラットに与えられた発がん物質の量でした。焦げの中に発生する発がん物質は、非常に少量です。にもかかわらず、実験ではラットに対して、人間に換算すれば「体重の四倍以上もの焦げを、一年間毎日摂取しなければ、体内に入らないほどの量」の発がん物質を与えていたのです。普通の食生活で、それほど大量の焦げを摂取することは、当然あり得ません。

逆に言えば、普通の焼き魚やハンバーグなどから摂取する少量の焦げは、とくに心配する必要はなかったのです。そのため、「新12か条」では「焦げた部分は避ける」という項目が消えました。

また、旧「12か条」にはあった「日光に当たりすぎない」という皮膚《ひふ》がん予防のための項目も、「新」のほうでは消えています。これはなぜでしょう？

皮膚がんは、地域や民族によって罹患率《りかんりつ》に大きく差のあるがんです。白人に最も多く、地理的には赤道に近いほど多発します。逆に、日本人のような黄色人種には少ないのです。皮膚がん発生率が世界で最も高いオーストラリアの都市ブリスベン（赤道に比較的近い）では、毎年、日本人の百倍近い皮膚がん患者が生まれています。

日本人に皮膚がんがないわけではないし、皮膚がんの主因が日光を浴びすぎることであることも確かです。しかしそれは、「12か条」に載せるほど深刻な要因とは言えません。そのため、「新12か条」では削除されたのでしょう。

以上のように、「新12か条」は「旧12か条」に比べて、研究成果をふまえてアップデートされた内容であり、より日本人向けの内容になっています。

それでは前置きはこれくらいにして、以下、「新12か条」の各項目について見ていきましょう。

たばこをやめ、副流煙を避けることの大切さ

新・旧「がんを防ぐ12か条」の相違点として、「新」のほうでは二項目にわたってたばこの害が挙げられています。

しかも、「旧」では第五条であったたばこの害が、「新」のほうでは第一条、第二条という、一番目立つ位置に置かれています。それほどまでに「たばこががんのリスクを高める」ということが、研究でわかってきたのです。

がんの原因を割合別に円グラフ化してみると、最も高いのは食生活で、全体の三五%にのぼります。たばこはその次に割合が高く、がん全体の三〇%に達しています。

じつは、「がんを防ぐための新12か条」も、この割合に即した形になっています。12か条のうち食生活に関する項目が三つと最も多いのは、そのためなのです。

がんの原因割合を、男女別にして統計した調査もあります（国立がん研究センター「日本におけるがんの原因」二〇一一年）。それによれば、二〇〇五年に発生した日本人男性のがんのうち、約三〇％は喫煙・受動喫煙が原因だったと考えられています。同じ調査では飲酒が原因と考えられる男性のがんは九％とされていますから、たばこのほうがお酒よりも三倍以上恐ろしいリスク要因だと言ってよいでしょう。

女性の場合、同じ調査でたばこが原因のがんは約六％となっていますから、男性に比べたらかなり低いのですが、いずれにせ

がんの原因

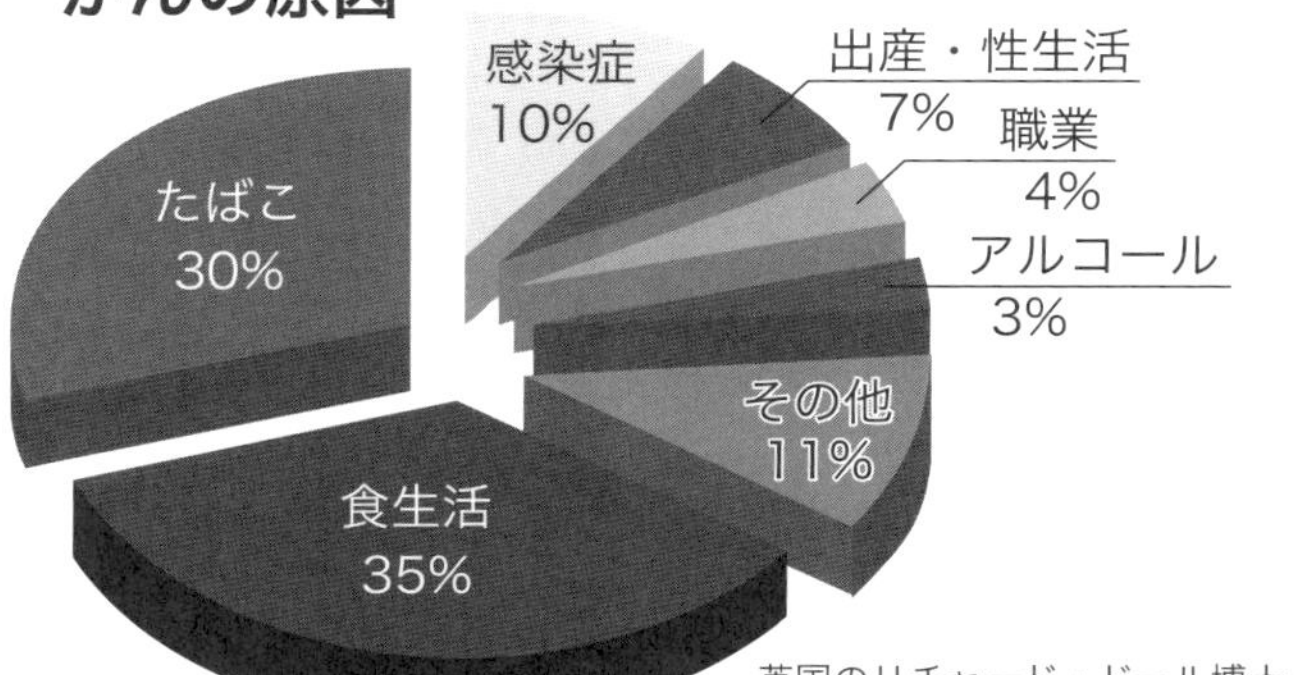

英国のリチャード・ドール博士の調査（1981年）を基に作成

よ、がんを予防したいなら、何を置いてもまず喫煙をやめることが大切です。

もちろん、がんの専門家である私自身、喫煙習慣を持っていません。そればかりか、道でたばこを吸っている人を見かけると、反射的にサッと避けて通ります。喫煙の恐ろしさを知り抜いているからです。

たばこが肺がんの原因になることは、誰もが知っているでしょう。しかし、それ以外のがんのリスクも高めることは、意外に知られていないかもしれません。たばこは肺がんのみならず、胃がん・膵《すい》がん・子宮頸《しきゅうけい》がんなど、多くの部位のがんのリスクを高めてしまいます。なぜかといえば、たばこの煙にはたくさんの有害物質が含まれ、それらががんを誘発するからです。

たばこの煙の有害物質というと、多くの人がニコチンとタール、一酸化炭素を思い浮かべるでしょう。確かにその三つは「主な有害物質」ではありますが、それだけではないのです。たばこの煙にはじつに二百種類もの有害物質が含まれており、そのうち、発がん性物質だけでも六十から七十種類にのぼるのです。

たとえば、ヒ素、カドミウム、ホルムアルデヒド、アンモニア、ニトロソアミン、アセトン、ブタン、トルエンなどが、たばこの煙には含まれています。ヒ素が猛毒であることは、みなさんもよくご存じでしょう。カドミウムと言えば、かつての「イタイイタイ病」の原因にもなった発がん性物質です。

ホルムアルデヒドは塗料や接着剤によく使われている物質ですが、少量でも人体に悪影響があることから、いまでは法律で建築資材への使用が厳しく制限されています。このホルムアルデヒドやアンモニアは、体の粘膜に対して刺激を与え、長きにわたってくり返されればその刺激ががんを誘発します。

幸いなことに、日本の喫煙者は半世紀前から一貫して減りつづけています。日本の成人男性の喫煙率は、ピークであった一九六六年には、じつに八三・七%にのぼりました。大人の男性はほとんどが喫煙者だったのです。それが、二〇一七年では二八・二%にまで下がりました。同じ年で、女性の喫煙率は九%です（日本専売公社、日本たばこ産業株式会社の調査）。

たばこ業界で働く人たちには悪いですが、がんの専門家としては大変喜ばしい傾向です。それでも、日本の喫煙率は諸外国に比べるといまだに高く、約千四百万人もの喫煙者がいるのです。

そして、喫煙は本人のみならず、家族や周囲にいる人の健康も脅《おびや》かします。そう、いわゆる「受動喫煙」の害のことです。

たばこの煙のうち、喫煙者が直接たばこから吸い込む煙を「主流煙」と呼ぶのに対し、火をつけたたばこの先端から立ち上る煙のことを「副流煙」と呼びます。そして、副流煙にさらされることが「受動喫煙」です。

たばこの煙の種類と危険性

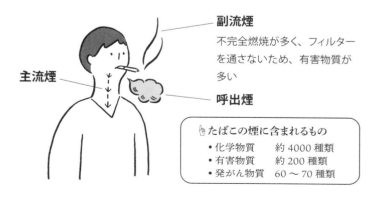

不完全燃焼が多く、フィルターを通さないため、有害物質が多い

呼出煙

たばこの煙に含まれるもの

- 化学物質　約 4000 種類
- 有害物質　約 200 種類
- 発がん物質　60 〜 70 種類

たばこの煙ががんのリスクを高めることはすでに述べたとおりですが、注意すべきは、直接吸う「主流煙」よりも「副流煙」のほうが、より害が大きいということです。

それはなぜかといえば、一つには「フィルター」を通した煙か否かによります。たばこの口に当てる部分についたフィルターは、有害物質をそこに付着させて体内に入れないためにあります。もちろん、すべての有害物質をシャットアウトすることはできないにせよ、フィルターなしの「両切りたばこ」に比べれば、吸い込む有害物質はかなり減ります。

しかし、副流煙の場合は「フィルターを通さずに吸う煙」になりますから、喫煙者が直接吸うよりも、そのそばにいる人が吸う副流煙のほうが、有害物質を多く含んでいるのです。

副流煙のほうが危険である理由は、もう一つあります。

喫煙者がたばこの煙を吸う時、たばこの火が明るさを増すことは、みなさんもご存じでしょう。息を吸い込むことによって酸素にさらされ、燃焼が激しくなるためです。一方で、たばこに火をつけただけの状態では、火は少しずつじりじりと燃えているのみです。この違いによって、たばこの火の温度には数百度の差が生じます。喫煙者がたばこの煙を吸い込む時は約九百度に達するのに対し、火をつけただけの状態だと約五百度。そして、高熱で燃えた時のほうが、その熱によって有害物質が分解される割合が高まります。副流煙は五百度の比較的低い温度で燃えた状態の煙ですから、吸った煙よりも有害物質が多く残っています。

以上挙げた二つの理由によって、「副流煙のほうが有害」になるのです。どれくらいの違いがあるかというと、たとえばニコチンは、副流煙のほうが主流煙の二・八倍も多く含まれています。タールは三・四倍、一酸化炭素は四・七倍。ホルムアルデヒドに至っては、副流煙のほうが主流煙より五十倍も含有量《がんゆうりょう》が大きいのです。そのような数字を覚えておく必要はありませんが、それくらい、「副流煙のほうが有害」であることは肝《きも》に銘《めい》じておいてください。

喫煙者本人がたばこの煙によってがんのリスクを高め、健康被害を受けるのは、ある意味で「自業自得《じごうじとく》」です。しかし、自分ではたばこを吸わない周囲の人が副流煙によって受ける健康被害のほうが大きいというのは、なんと理不尽なことでしょう。

とくに、受動喫煙の被害を大きく受けやすいのは、小さな子どもや妊婦です。小さなお子さんをお持ちの方、妊娠中の女性は、受動喫煙の被害にさらされないよう、細心の注意を払うべきでしょう。

なお、本書はがん予防がテーマなのでがんの話に絞りましたが、たばこの煙が高めるのはがんのリスクだけではありません。心筋梗塞《しんきんこうそく》や脳卒中《のうそっちゅう》、慢性閉塞性肺疾患《まんせいへいそくせいはいしっかん》（COPD）や喘息《ぜんそく》などの呼吸器疾患のリスクも高まります。さらに、ちょっと意外なところでは、虫歯になるリスクも高まります。

小さな子どもや赤ちゃんを受動喫煙にさらすことは、「児童虐待《ぎゃくたい》」と言ってもよい行為です。くれぐれも注意したいものです。

お酒はこんなにもがんのリスクを高める

「がんを防ぐための新12か条」の第三条が、「お酒はほどほどに」。たばこについて「吸わない」とはっきり禁じているのに比べ、まだしもやわらかい表現と言えます。

「酒は百薬の長」と言われるとおり、「ほどほど」であれば、飲酒はストレス発散や安眠、会話が弾んで楽しいなどというメリットをもたらします。お酒がストレス発散の大きなはけ口になっている人の場合、あまり杓子定規《しゃくしじょうぎ》に禁酒を求めると、そのことがかえってストレスになり、健康によくない面はあるかもしれません。また、ほどほどの飲酒には心筋梗塞や脳梗塞《のうこうそく》のリスクを下げる効果がある、というデータもあります。

問題は、「ほどほど」というのがどれくらいなのかということ。あたりまえの話ですが、お酒に対する強さは人によって大きく異なります。だからこそ、「新12か条」にも「ほどほど」とだけあって、具体的な量は定めていないのです。よく、テレビの健康番組などでは、「ほどほど」の目安として「一日にアルコール換算（エタノール量換算）で二十三グラム程度ならよい」ということが紹介されます。これは、日本酒なら一合、ビールなら大瓶一本、ウイスキーやブランデーならダブルで一杯程度に相当します。

確かに、その程度なら健康リスクになりにくいかもしれません。しかし、これもあくまで目安でしかなく、お酒に弱い体質の人ならそれだけでも「ほどほど」を超えてしまい、害になるでしょう。また逆に、お酒に強い人なら、「たったそれだけでは飲んだ気がしない」と言うかもしれません。

それに、日本人を含むモンゴロイド系人種は、白人やアフリカ系人種に比べて遺伝的にお酒に弱いのです。それは、お酒を飲んだ時に生成される物質「アセトアルデヒド」を分解するための酵素である「アルデヒド脱水素酵素2（ALDH2）」

の活性がない、もしくは弱い人が、モンゴロイドの中には多いからです。言い換えれば、日本人にとっての「ほどほど」は、白人などに比べて少量であるということです。その意味でも、私たちはお酒を控えめに飲むべきでしょう。

ただし、がんの専門家として、「お酒は飲まないに越したことはない」とだけは強調しておきたいと思います。飲酒ががんのリスクを高めることは昔から知られていますが、近年の研究で、そのことはいっそう明らかになってきているのです。

たとえば、二〇一八年一月には、アメリカ臨床腫瘍《りんしょうしゅよう》学会のがん予防委員会が、「飲酒はがんの危険性を高める可能性がある」として、アルコールを飲みすぎないように注意を呼びかける声明を発表しました。同学会が飲酒の危険性を公《おおやけ》に認め、対策に乗り出すのは、これが初めてのことでした。それくらい、飲酒とがんの関係ははっきりしてきたのです。

ニュージーランドのオタゴ大学で予防医学の研究に従事している医師、ジェニー・コナー氏は、二〇一六年に、過去十年間の「アルコールとがんの関係」についての主な研究を調べ上げました（「メタ解析《かいせき》」と呼ばれる研究手法です）。

その結果、さまざまながんのうち、体内の七つの部位についてのがんは、飲酒が引き金になると結論づけています。それは、中咽頭《ちゅういんとう》・喉頭《こうとう》・食道・肝臓・大腸・直腸・女性の乳腺です。この七つの部位のがんについて、とくに飲酒によってリスクが高まると言えそうです。

「お酒を飲みすぎると肝臓をやられる」というイメージがありますし、実際、飲酒習慣が肝臓がんのリスクも高めることは事実です。また、過剰《かじょう》飲酒の生活をつづけると膵炎《すいえん》にもなりやすく、膵がんのリスクも高まります。

しかし、コナー医師の研究によれば、飲酒とがんの関連性がとくに強いのは、食道や喉頭のがんなのだそうです。研究は、一日に五十グラムを超えるアルコールを摂《と》ると、飲酒しない人と比べ、喉頭や食道でがんを発症するリスクが四〜七倍も高まる、としています。

お酒ががんを引き起こすメカニズムは、まだ十分には解明されていません。ただ、アルコールを摂取すると、分解過程で生成されるアセトアルデヒドがDNAを損傷《そんしょう》してがんのリスクを高める、という有力な説があります。英国ケンブリッジ大学のケタン・パテル教授率いるチームが、そのメカニズムについて研究を進めており、つい最近、科学誌『ネイチャー』にその経過を発表しました（二〇一八年一月十八日号）。それによれば、研究チームがマウスにエタノールを投与したところ、エタノールが造血幹細胞《ぞうけつかんさいぼう》（血液の元になる細胞）のDNA二重鎖《にじゅうさ》を切断してしまったと言います。

少し話が難《むずか》しくなってしまいました。ともかく、一般的イメージとしても、アルコールという強い刺激物が内臓の粘膜にダメージを与えるのは当然だと思えます。アルコール度の強いお酒を飲む時の感覚を、よく「喉《のど》が焼けつくような」などと表現します。そのような刺激が食道や喉頭のがんのリスクを高めるというのは、十分納得がいく話です。

なお、一つつけ加えれば、「お酒のもたらす安眠効果」については、睡眠科学の研究者から疑問が呈されています。

いわゆる「寝酒《ねざけ》」——就寝前に睡眠導入剤代わりにお酒を飲む人は多いでしょう。お酒には確かに、睡眠薬と似た入眠効果があります。しかし、アルコールは睡眠薬に比べて代謝《たいしゃ》が速いため、ものの三十分もすればその入眠効果は消えてしまいます。「お酒を飲むと入眠しやすいけれど、そのあと夜中に目が覚《さ》めてしまい、けっきょくあまりよく眠れなかった」という感じになるのはそのためです。

それに、アルコールの力を借りた睡眠は、脳全体を鎮静化《ちんせいか》するような眠りになるので、眠りとしての質がよくありません。「目覚めの爽快感《そうかいかん》」が得られる「安眠」とはほど遠いのです。通常、睡眠にはレム睡眠と、ノンレム睡眠の二種類があり、ノンレム睡眠開始からレム睡眠終了までの周期を一晩に四、五回くり返します。ノンレム睡眠時は、身体も脳もともに休んでいる状態ですが、レム睡眠時には、身体は休んでいるものの、脳は覚醒《かくせい》に近い状態なのです。

何よりも大きな問題は、寝酒を習慣化してしまうと「飲まないと眠れない」という依存《いそん》状態に陥《おちい》り、アルコール依存症の引き金になってしまうことです。がん予防の観点からも、寝酒はやめるべきです。

「がんになりにくい食生活」の基本

「がんを防ぐための新12か条」のうち、最多の三項目にわたるのが、食生活についての注意です。それぞれについて、簡単に説明を加えておきましょう。いまから書くことが、いわば「がんになりにくい食生活」の「基本の『き』」です。

①バランスのとれた食生活とは？

まず、第四条に挙げられた「バランスのとれた食生活を」について。

「バランスのとれた」という言葉の意味するところは、いくつかあります。一つにはもちろん「栄養のバランス」のことであり、もう一つには過食や偏食など、極端に偏《かたよ》った食生活を避けるということでしょう。

バランスを欠いた偏った食生活は、がんのリスクも高めます。とくに注意すべきは、脂肪分の摂りすぎ、肉類過多の食生活です。

かつて、「日本人には胃がんが多く、欧米人には大腸がんが多い」と言われていました。ところが、近年、日本人の大腸がんによる死亡者数は右肩上がりで増えつづけています。その背景には、戦後一貫して強まってきた「日本人の食生活の欧米化」があると言われています。

それ以前から、ハワイの日系人は日本に住む日本人よりも大腸がんが多い傾向がありました。つまり、大腸がんの増加は、人種的・遺伝的特徴よりも、食生活の変化がもたらしたものだったのです。

江戸時代までの日本人は、仏教の影響などから、牛肉や豚肉などの獣肉を食べる習慣がほとんどありませんでした。魚と野菜、穀《こく》物《もつ》中心の食生活だったのです。

ところが、明治以降、牛肉などを食べる習慣がしだいに広まっていきました。

すなわち、霜降《しもふ》りの肉＝高脂肪分を多く摂るようになっていったということで、それこそが「食生活の欧米化」の肝といえます。そして、脂肪過多の食生活は、大腸がんのリスクを高めるのです。

　肉ばかりでなく魚も意識的に食べること、肉を摂るとしても脂肪の少ない鶏肉を多めにすること……などが、大腸がんのリスクを低くするためには肝要です。

三大栄養素の供給割合の国際比較

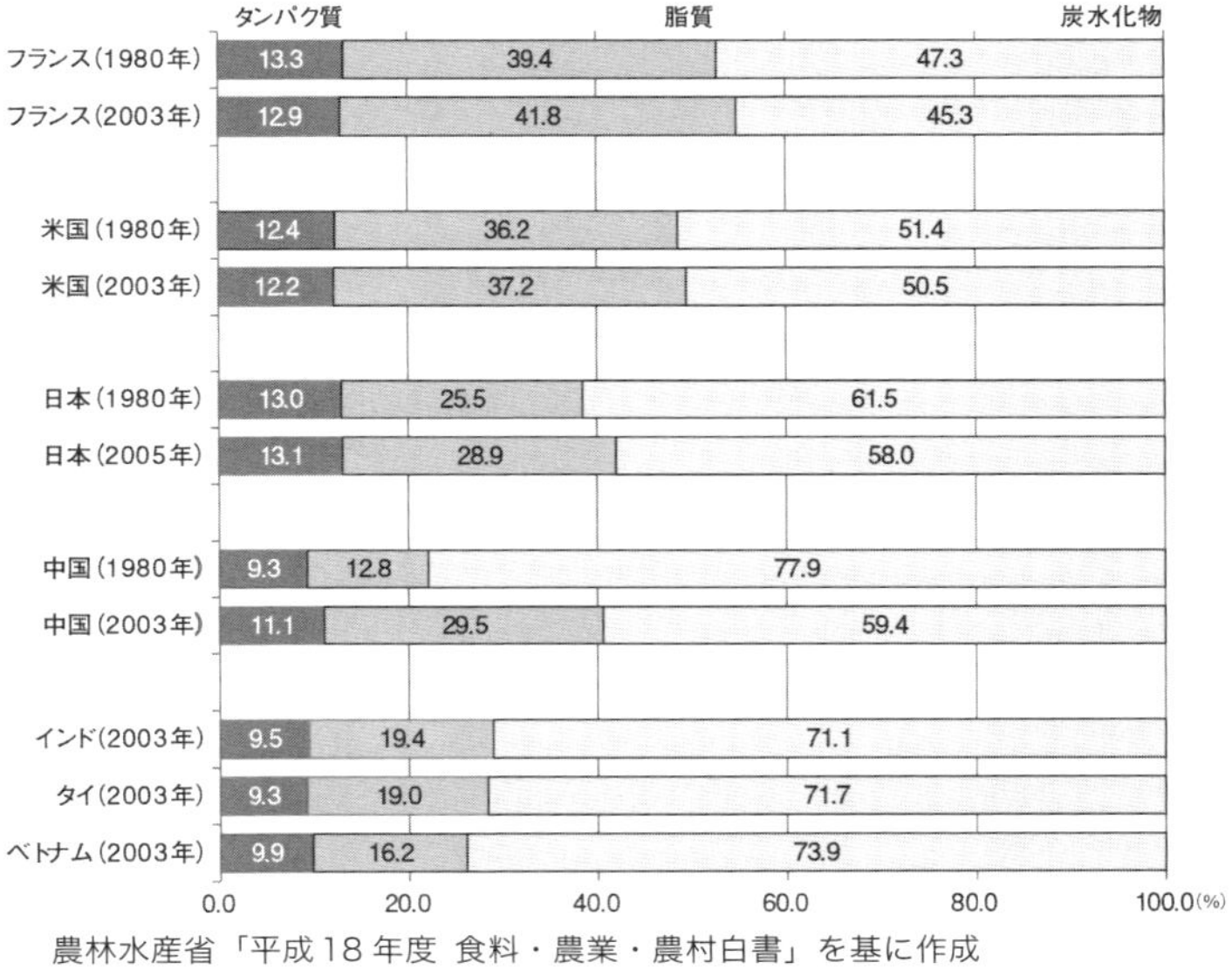

農林水産省「平成18年度 食料・農業・農村白書」を基に作成

また、加工食品やインスタント食品に偏った食生活も、好ましくありません。調理や保存の過程で生成される化学物質――ハムやソーセージなどに含まれるニトロソ化合物など――の中には、摂りすぎるとがんのリスクを高めるものも少なくないからです。加工食品に偏りすぎず、野菜などを増やすことにより、そのリスクを分散することができるのです。

とはいえ、各種保存料などの安全性には厳しい基準がもうけられていますし、あまり神経質に加工食品を避けることも、それはそれで「バランスを欠いた食生活」と言えるのではないでしょうか。保存料などを使うからこそ食中毒のリスクが低くなったという面もあるわけで、それを極端に避けすぎると、こんどは食中毒などの別のリスクが高まってしまいます。私たちは、加工食品のもたらすリスクとベネフィット（恩恵）をよく勘案し、賢明に利用していく必要があります。それもまた、「バランスのとれた食生活」の一要素なのです。

そもそも、「自然・天然食品はすべて体によく、加工食品はすべて体に悪い」

というのも間違った常識です。そのあたりのことは、科学ジャーナリスト・松永和紀《わき》さんが著書『効かない健康食品 危ない自然・天然』（光文社新書）でくわしく論じておられますので、興味のある向きには一読をおすすめします。

「バランスのとれた食生活」の基本としてよく言われるのは、「三大栄養素」である炭水化物（糖質）・脂質・タンパク質をバランスよく摂取すること。その三つが私たちの体を支える柱ですから、どれか一つが不足してもよくありません。

なお、昨今、ダイエットの一つとして「糖質制限」が大ブームを呼んでいます。現代日本人の食生活は総じて糖質過多になっていますから、糖質の摂取を控えること自体は、ダイエットのみならず、健康のためにもよいでしょう。しかし、それがあたかも「糖質こそ諸悪の根源」であるかのような考え方にまで進んでしまい、糖質を極端に避ける食生活をつづけている人が見受けられます。

糖質制限食は、もともと糖尿病患者の治療・改善のために生まれたものです。健康な人が長年にわたって糖質制限をつづけた場合の影響については、未知数の部分が多いでしょう。したがって、私も断定的なことを言うのは差し控えます。しかし、極端に糖質を避ける食生活も、やはりバランスを欠いているのではないでしょうか。

右の三大栄養素に、ビタミン、ミネラルの二つを加えたものを「五大栄養素」と呼びます。三大栄養素をバランスよく摂り、ビタミンとミネラルについてもなるべく摂るように心がける……というのが、「バランスのとれた食生活」の基本ということになるでしょう。

とはいえ、栄養士でもない一般人の場合、普段から五大栄養素のバランスを考えながら献立《こんだて》を考えることは、簡単ではありません。

そこで、そのための知恵として昔からよく言われているのが、「まごはやさしい」という言葉です。「まごはやさしい」とは、「ま＝マメ類」「ご＝ごま（種実《しゅじつ》類《るい》）」「わ＝わかめ（海藻類）」「や＝野菜」「さ＝魚」「し＝しいたけ（キノコ類）」「い＝イモ類」の略。この七種類の食品を意識して毎日摂るように心がけると、おのずと食生活のバランスが整うという寸法です。この言葉を覚えておき、それぞれに相当する七種類の食品を、一日の食事の中でまんべんなく摂ってはいかがでしょうか。

また、二〇〇五年に厚生労働省と農林水産省が作成した「食事バランスガイド」という図があります。これは、私たちが一日に何をどれだけ食べたらよいかを考える際の指標になるよう、食事の望ましい組み合わせとおおよその量を、イラストでわかりやすく表現した図です。

両省のウェブサイトからＰＤＦの形で入手できますので、印刷して家の冷蔵庫のドアなどに貼っておき、献立を考える時に参考にするとよいでしょう。

②塩辛い食品は控えめに

次に、第五条「塩辛い食品は控えめに」について。

塩分の摂りすぎが高血圧に結びつき、脳卒中や心臓病を引き起こすことはよく知られていますが、がんにおいても、とくに胃がんのリスクを高めることがわかっています。日本人に最も多いがんは胃がんですから、これはとくに私たち日本人が注意すべき事柄です。12か条の一つに挙げられているのもそのためでしょう。

人間に故意に塩分の高い食事を与え、胃がんを発生させる実験をやるわけにはいきませんが、ラットの実験では、塩分の高い餌《えさ》を与えられたラットのほうが、胃がんの発生率が高かったというデータがあります。

また、一般日本人の食生活を調査した「コホート研究」（特定の地域や集団に属する人々を対象に、その人々の健康状態と生活習慣や環境などの関係を調べる研究）によって、塩分摂取量の多い人々のほうが、胃がんになるリスクが高いことがわかっています。

それは、国立がん研究センターの「予防研究グループ」による研究で、岩手県二戸《にのへ》・秋田県横手・長野県佐久《さく》・沖縄県石川という四地域に住む四十～五十代の男女約四万人を対象とした大規模な調査でした。一九九〇年に最初の調査をおこなったあと、その後十年を費やして追跡調査が実施されました。

その十年の間に胃がんになった人たちを、食塩摂取量に応じて五つのグループに分けて分析したところ、男性において、最も食塩摂取量の多いグループの人は、最も摂取量の少ないグループに比べ、胃がんの発症率が二倍に達していました。

また、食生活の内容をくわしく分析してみたところ、「塩蔵《えんぞう》食品」と呼ばれる、日本独特の塩分濃度の高い食品をよく摂る人は、男女ともに胃がん発症率が高いことがわかりました。「塩蔵食品」とは、いかなどの塩辛《しおから》、たらこ、練《ね》りうに、しょっぱい漬物《つけもの》など、塩漬けにすることで生鮮食品を長期保存可能にした食品のことです。当然、塩分濃度は非常に高く、日常的に食卓に並べていれば、塩分摂取量も跳ね上がってしまうのです。

近年、日本人の食生活も平均化されてきて、地方ごとの差というのはあまりなくなってきていますが、以前は東北地方の食生活は塩分摂取量が高いと言われていました。雪に閉ざされる冬の間、保存食としての塩蔵食品をよく食べていたことが、その最大の理由でしょう。当然、その影響で東北では胃がん発生率が高かったのです。

東北地方に胃がんが多いというのは、じつは昔の話ではなく、いまでも見られる傾向です。国立がん研究センターは、日本のがん発生率の地域格差を明らかにした「都道府県別75歳未満年齢調整死亡率」を公表しています。それによると、胃がんは東北地方や日本海側で高い傾向が見てとれます（二〇一六年のデータによる）。塩分摂取量が影響している可能性は高く、食生活が平均化していると言っても、やはり昔の名残《なごり》がまだあるのでしょう。

ところで、塩分摂取量が高いと胃がんのリスクが高まるのはなぜでしょう？

これは、高塩分の食事によって、胃粘膜を守る粘液がダメージを受け、胃酸やピロリ菌による慢性炎症が起こりやすくなり、「胃がんになりやすい状態」が作られてしまうためと考えられています。

いずれにせよ、「塩分控えめの食生活」を心がけることが、胃がんリスクを低くします。「食塩は一日あたり男性八グラム、女性七グラム未満に」というのが一応の目安ですが、そう言われても、いちいち測《はか》って塩や醤油《しょうゆ》を使うことはなかなかできません。とにかく、食べ物にかける塩や醤油はなるべく少なめにすること、そして、塩辛などの「塩蔵食品」は週に一度程度にすることを、心がけましょう。

③野菜や果物は不足にならないように

最後に、第六条の「野菜や果物は不足にならないように」についてです。野菜と果物ががん予防につながるのは、それらに豊富に含まれる各種ビタミン類（ビタミンA・C・E）と食物繊維、葉酸《ようさん》、フラボノイド、フィトエストロゲン、イソチオシアネートなどの成分が、がんのリスクを低くすると考えられるためです。

ただし、野菜や果物ががんを予防するメカニズムは、まだ十分解明されたとは言えません。野菜や果物に多く含まれる成分に、抗酸化作用や、体内の発がん物質の解毒《げどく》を促進する作用がある……などという説がありますが、それが本当にがん予防につながっているのかどうかの解明は、これからの研究にかかっています。そのため、WHOなどでも、野菜や果物は「がんを予防する可能性が大きい」と評価するにとどめています。

とはいえ、「野菜や果物ががん予防につながっているだろう」と考えるに十分な研究結果は、すでに数多くあります。とくに、野菜と果物の摂取が極端に少ないグループでは、がんのリスクが高くなることが明らかになっています。しかし逆に、野菜や果物を多く摂るほどがんのリスクが低下するかというと、その相関関係をはっきりと示す研究は、まだありません。

とはいえ、野菜・果物の摂取不足ががんのリスクを高めることは間違いないので、なるべく多くの野菜・果物を摂りたいものです。

なお、食生活について一つつけ加えるなら、「飲み物や食べ物を熱いままで摂ることは避ける」ことも大切です。旧12か条にあって新12か条では消えた内容ですが、舌をやけどしそうなほど熱い飲み物や食べ物は、食道の粘膜を傷つけ、食道がんのリスクを高めます。

「熱いうちに、フーフー言いながら飲んだり食べたりするのがおいしい」という気持ちはわかりますが、それはがん予防にとってはマイナスなのです。

運動でがんが予防できる理由

「がんを防ぐための新12か条」の第七条は「適度に運動」ですが、一般に、「運動をするとがんが予防できる」というイメージはあまりないのではないでしょうか。「『運動で老化が防げる』ならともかく、がんの予防と運動にどういう関係があるのか?」と首をかしげる向きもあるでしょう。

しかし、適度な運動ががん予防になることは、さまざまな研究データから裏づけられた事実なのです。

「身体活動量」（運動と、日常生活の中で体を動かす活動量を合わせたもの）が最も大きいグループと最も小さいグループを比較した調査研究では、「よく運動する人のグループ」のほうが、「運動しない人のグループ」に比べてがんにかかるリスクが男性で〇・八七倍、女性で〇・八四倍と一〇％以上低いという結果が出ました（国立がん研究センター「身体活動量とがん罹患との関連について」二〇〇八年）。部位でいうと、男性は、結腸がんと膵がん、女性では胃がんにおいて、運動によるがんリスクの低下が顕著《けんちょ》に見られました。

ＷＣＲＦ（世界がん研究基金）も、運動によるがんリスクの低下について、結腸がんについては「確実」、女性の閉経後の乳がんと子宮体がんについては「可能性が大きい」、肺がん・肝臓がん・閉経前の乳がんについては「可能性がある」という評価を下しています。

ではなぜ、運動ががんのリスクを低下させるのでしょう？　そのメカニズムは、まだはっきり解明されたわけではありません。ただ、有力な仮説として、次のようなことが言われています。

①適度な運動をすることによって体の免疫力《めんえきりょく》が上がり、細胞のがん化が抑制される

②運動によって肥満が解消されることが、がん予防につながる（この点は次項で説明します）

③運動のストレス解消効果が、がん予防につながる（これは①と通じることで、ストレスがたまると免疫力も下がります）

④運動をすると消化器系の働きが活発になり、便通がよくなる。そのことで、便に含まれる発がん物質が腸内にとどまる時間が短くなり、大腸がんや結腸がんのリスクを低下させる

⑤運動によって筋肉に糖が取り込まれやすくなり、「インスリン抵抗性」が下

がる。そのことによって大腸がんのリスクも下がる（「インスリン抵抗性」とは、脂肪組織や筋肉などでインスリンが正常に働かなくなった状態のことで、これがあると血糖値がなかなか下がらず、糖尿病や大腸がんのリスクが高まります）

さて、では「適度な運動」とはどの程度の運動を言うのでしょうか？　これはお酒における「ほどほど」と一緒で個人差があり、万人共通の基準はありません。ただ、「適度」という言葉が示すとおり、あまり激しい運動は好ましくありません。激しい運動は体内の活性酸素を増やし、それが細胞を傷つけて、むしろがんリスクを高めてしまうからです。

厚生労働省は「健康づくりのための身体活動基準」の中で、十八歳から六十四歳までの人に対しては、散歩程度の運動を毎日一時間おこなうことと、息がはずみ、汗をかく程度の運動を毎週一時間おこなうことを推奨《すいしょう》しています。また、六十五歳以上――つまり高齢者に対しては、散歩程度の軽い運動を毎日四十分おこなうことを推奨しています。

要は、その程度のことでいいのです、とくに、これまで何の運動もしていなかった人なら、毎日散歩する程度のことでも、「運動量を増やすこと」になります。

肥満するとがんリスクが高まる

次に、「がんを防ぐための新12か条」の第八条「適切な体重維持」について述べます。これは言い換えれば、「太ってしまうとがんのリスクが高まりますよ」ということです。

肥満が糖尿病の引き金になったり、さまざまな生活習慣病を招いたりすることは、よく知られています。それに加えて、最近注目されているのが「肥満によるがんリスクの高まり」なのです。

たとえば、英ロンドン大学公衆衛生学・熱帯医学大学院の研究チームが、世界的医学誌『ランセット』に発表した報告によれば、ＢＭＩ（下図参照。通常、二十五以上で肥満とされる）が二十七を超えるとがんのリスクは増大していくそうです。

　この報告は、英国の五百万人以上を平均七・五年にわたって追跡調査し、がんを発症した人とＢＭＩの関係を調べたものです。その結果、がん発症と肥満には明確な関係があることが判明したのです。

　報告は、ＢＭＩが五ポイント高まると、子宮がんは六二％、胆《たん》のうがんは三一％、腎臓《じんぞう》がんは二五％、子宮頸がんは一〇％、甲状腺がんは九％、それぞれリスクが高まるとして

肥満の定義

肥満の定義には、ＢＭＩ（Body Mass Index）がよく使われます。
ぜひ一度ご自身のＢＭＩ数値を計算してみましょう。

$$\text{ＢＭＩ} = \frac{\text{体重（kg）}}{\text{身長（m）} \times \text{身長（m）}}$$

たとえば、身長160㎝・体重50kgの方のＢＭＩは、
50÷（1.6×1.6）＝19.53 となります。

	BMI
やせ	18.5未満
普通体重	18.5以上 25未満
太りすぎ	25以上 30未満
肥満	30以上

ちなみに著者のＢＭＩは、24.1(2012.4)**→ 24.8**(2015.8)**→ 24.9**(2018.8)**です。**

います。

また、日本の国立がん研究センターの研究でも、ＢＭＩが上昇すると乳がんの罹患率が上がることがわかっています（「肥満指数（ＢＭＩ）と乳がんリスク」二〇一四年）。その研究によれば、閉経した女性の乳がん罹患率は、ＢＭＩ三十以上の肥満者の場合、二十三以上二十五未満の非肥満者に比べ、一・三四倍に高まるとのことです。

乳がんの発症や進行には、女性ホルモンである「エストロゲン」の過剰分泌《ぶんぴつ》が深くかかわっているのですが、閉経後の女性の場合、脂肪細胞がこの分泌を促《うなが》すため、肥満だとリスクが高まってしまうのです。

また、「欧州臨床腫瘍学会」で二〇一七年に報告されたところによると、閉経後の女性の腹部肥満は、肺がんや消化器がんのリスクを高めるとのことです。これは、デンマークの閉経後女性約六千人を十二年間追跡調査した結果の報告です。

いずれにせよ、肥満の解消はがん予防につながるということです。すでに肥満者であったとしても、運動する肥満者のほうが、運動しない肥満者よりがんリスクが低くなるという研究データもあります。もちろん、肥満者の場合、運動するのも一苦労なわけですが、それでも頑張って運動を心がけてください。

ただ一つ、つけ加えれば、肥満ががんのリスクになるのと同様に、やせすぎもまた、がんのリスクを高めます。やせすぎによる栄養不足は免疫力を弱め、感染症の危険などを高めてしまうからです。だからこそ、「新12か条」は「肥満防止を」ではなく「適切な体重維持」という言葉になっているのでしょう。

ウイルス・細菌とがんの関係

本書二一ページの、がんの原因の割合別円グラフを、もう一度ご覧ください。この円グラフのがんの原因のうち、たばこ・アルコール（飲酒）・食生活についてはすでに触れました。

グラフの中に、「職業4％」とあります。つまり、職業が原因でがんになった人が全体の四％いるという意味ですが、これはどういうことでしょうか？

たとえば、昔はたくさんいた煙突掃除の職人さんは、皮膚がんになりやすいという傾向がありました。なぜかというと、煙突掃除をして煤《すす》が皮膚につくと、それががんの原因になりやすいからです。

また、いまは使用が禁止されていますが、アスベストを扱う職業の人は、「胸《きょう》膜中皮腫《まくちゅうひしゅ》」（肺を囲む胸膜に発生するがん）にかかるリスクが非常に高いのです。そのように、職業上の理由からがんになった人が四％にのぼります。

グラフには、「出産・性生活7％」ともあります。これは、性行為などを通じて「ヒトパピローマウイルス」（HPV）に感染すると、子宮頸がんになりやすいことを意味しています。また、出産や授乳が乳がんリスクを低下させる傾向があると指摘する研究もあるので、「出産」とはそういう意味でしょう。

さて、ここからが本題です。グラフの中には、「感染症10％」とあります。つまり、ウイルスや細菌によるがんのことです。

「がんを防ぐための新12か条」の第九条には、「ウイルスや細菌の感染予防と治療」とあります。

がんに関係するウイルスや細菌というと、読者のみなさんは何が思い浮かぶでしょうか？　まず、「B型・C型肝炎《かんえん》ウイルス」が挙げられます。このウイルスに感染すると、肝炎から肝細胞がんを発症するリスクが高まってしまいます。

地域の保健所や医療機関で、一度は肝炎ウイルスの検査を受けてみるとよいでしょう。すでに感染していることがわかった場合には、肝炎の治療をすることによって、肝がんのリスクを低減することができます。

次に、先ほども少し触れたＨＰＶが挙げられます。子宮頸がんの原因になるウイルスであり、実際に子宮頸がんになった人は一〇〇％に近い割合で、このウイルスに感染しています。

成人女性の場合、子宮頸がん検診を受けて「前がん病変」（がん化の一歩手前にあると考えられる状態）が発見されれば、がんへの進行を防ぐ手立てもあります。

そしてもう一つ、最近よく知られるようになったがんの原因菌に、「ピロリ菌」があります。

なんだかかわいらしい名前ですが、「ピロリ」とは胃の出口に当たる「幽門《ゆうもん》」という場所の英語名です。その部分に住み着く菌だから「ピロリ菌」なのです。正式名称は「ヘリコバクター・ピロリ」。「ヘリコバクター」とは、「ヘリコプターみたいな形をしたバクテリア（細菌）」という意味です。もっとも、ヘリコプターみたいな形といっても、螺旋状《らせんじょう》をしているというだけのことですが……。

胃の中には常に胃酸があるので、菌はほとんどいません。酸によって死んでしまうからです。ではなぜ、ピロリ菌は胃酸にやられて死なないのかというと、自分でアンモニアを作り出し、そのアンモニアによって胃酸を中和してしまうからです。

つまり、ピロリ菌は自らの周囲だけを中性にして、胃酸に対するバリアを張るため、胃の中でも生き延びられるのです。

このピロリ菌は、胃がんの原因になると言われています。日本人の場合、二十代のピロリ菌感染率は一割以下で、逆に六十代以上の感染率は八割くらいにのぼります。なぜそれほど差があるかと言えば、幼いころの衛生環境の違いによります。幼いころに井戸水を飲んで育った人は、ピロリ菌感染率が高いのです。

成人後に井戸水を飲むなどしても、それでピロリ菌に感染することはほとんどありません。抵抗力が未熟な子どものころに菌に接すると、感染するのです。

じつは、かく言う私自身も、検診を受けたところ、ピロリ菌に感染していたため、「除菌」をおこないました。三種類の薬を、朝・晩一週間飲みつづけるという形の除菌です。そのことによって一〇〇％除菌できるとは限らないのですが、おおよそ八割五分くらいは除菌できると言われています。

もっとも、ピロリ菌を体内に保菌しているからといって、必ず胃がんになるとは限りません。保菌者の中で胃がんを発病する人は、だいたい一割くらいだと考えられています。しかし、一割とはいえ、ピロリ菌は胃がんの大きなリスクなのですから、除菌するに越したことはありません。

ところで、ピロリ菌はどのように胃がんを引き起こすのでしょう?

ピロリ菌は胃にとって異物ですから、体の免疫機構がそれを排除しようとします。つまり、胃の中が〝免疫の戦場〟になるわけです。その結果、胃の粘膜に炎症が起きます。

最初は急性胃炎という形で症状が出ますが、それが何度もつづくと慢性胃炎になります。そして、慢性胃炎がつづくと胃の粘膜が薄くなってしまいます。その状態を、専門用語で「萎縮性《いしゅくせい》慢性胃炎」と言います。

その状態がさらに進むと、「腸上皮化生《ちょうじょうひかせい》」という状態になります。難しい言葉ですが、要するに胃の粘膜の細胞が小腸上皮型の細胞に置き換わることです。すると、そこが胃がんを発生させる原因になってしまうのです。

早期発見のためにできること

「がんを防ぐための新12か条」の最後の三つ――「定期的ながん検診を」「身体の異常に気がついたら、すぐに受診を」「正しいがん情報でがんを知ることから」は、いずれも「一人ひとりが自ら医療と医療情報にアクセスすることの大切さ」を訴える項目です。七八年発表の旧「12か条」には、そのような性質の項目が一つもありませんでした。

この三つの項目が新たに加えられた背景には、がんが必ずしも「死病」ではなくなり、早期発見できれば十分治療可能になってきたという医学の進歩があるのでしょう。早期発見のためには、患者の側がアクションを起こして医療者にアクセスすることが、何よりも大切なのですから。

また、最後の項目である「正しいがん情報でがんを知ることから」は、インターネット時代になったことも背景にあるのかもしれません。いまや、世の多くの人々は、体の不調を感じた時などにまずネットで医療情報を探します。

しかし、ネット上の医療情報は玉石混淆《ぎょくせきこんこう》です。我々専門家から見ると、とうてい同意できない間違った情報、根拠の乏《とぼ》しい情報も溢《あふ》れています。そのような情報を鵜呑《うの》みにしたばかりに、治るはずのがんが早期発見できなかったり、あやしげな代替療法に飛びついたりして末期に至ってしまうという悲劇も、けっして少なくないはずです。だからこそ、新12か条の中にあえて「正しいがん情報」の大切さを訴える項目を入れたのでしょう。

「定期的ながん検診を」「身体の異常に気がついたら、すぐに受診を」の二項目について、簡単に触れておきましょう。

一般に、がんはかなり進行した段階で初めて症状が出る場合が多い病気と言えます。なぜかと言えば、がん細胞自体は痛みをもたらさないからです。がん細胞が増殖し、周囲の臓器や組織を圧迫したり、侵食したりした時、そのことによって初めて痛みが生じます。そのような性質があるからこそ、早期発見のためには定期的ながん検診が大切なのです。

「とくに自覚症状がないから、べつにがん検診を受けなくてもいいだろう」という考えは間違っています。がん検診は症状のない人を対象に、主に早期がんを発見するためにおこなうものなのですから。

主ながん検診を受ける目安としては……。

胃がん検診は、四十歳以上の人で二年に一回程度。子宮頸がん検診は、二十歳以上の女性で二年に一回程度。乳がん検診は四十歳以上の女性で二年に一回程度。肺がん検診は、

推奨されている5つのがん検診

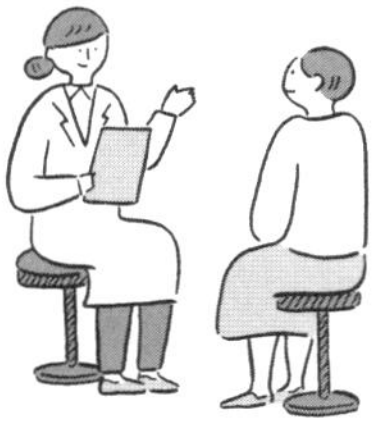

20歳以上

- 細胞診を用いた「**子宮頸がん検診**」(2年に1回)

40歳以上

- 便潜血を用いた「**大腸がん検診**」(1年に1回)
- 胸部単純X線と喀痰細胞診を用いた「**肺がん検診**」(1年に1回)
- 胃X線検査や内視鏡検査を用いた「**胃がん検診**」(2年に1回)
- マンモグラフィーを用いた「**乳がん検診**」(2年に1回)

四十歳以上で年一回程度（喫煙者の場合は喀痰細胞診《かくたんさいぼうしん》も）。大腸がん検診（便潜血検《べんせんけつ》査）は四十歳以上で年一回程度……といったところでしょうか。

また、がんの兆候と疑われる症状については、細かく言えばきりがないのですが、ここでは「こういう自覚症状があったら病院に行ったほうがいい」という重大な兆候のみを挙げておきましょう。

第一に、多くのがんに共通する危険信号として、出血を伴う症状があります。血便・血尿・血痰《けったん》、また女性の場合は血性のおりものなどです。

がん細胞は、「新生血管」と呼ばれる新しい血管を体内に作り出すことによって、そこから酸素や栄養を取り込んで増殖していきます。その新生血管は、元からある通常の血管よりも血管壁がもろいため、壁が壊れて出血しやすいという特徴があるのです。血便・血尿などの出血につながりやすいのはそのためです。

もっとも、血便や血尿は、健康な人でもちょっとした拍子に出る場合がありま す。大腸がん検診の「便潜血検査」で、便中に目に見えない血液が検出され、便潜血検査陽性とされても、大腸内視鏡検査で異常なしとされることが多いのは、そのためです。

一方、進行がんの一割、早期がんの五割が便潜血検査陰性となるとも言われていますので、通常は別の日の二回の便を取ることで、大腸がんを見逃してしまう可能性を少しでも減らすことを目指しています。もしも、血便などの出血を伴う症状が何日もつづくようなら、病院で診察を受けてください。

そのほか、気になる症状としては、急激にやせる、食べ物を飲み込む時の違和感やつかえ、声のかすれ、咳がつづくこと、口内にできた潰瘍《かいよう》がなかなか治らないこと……などがあります。

いずれも、目安としては、その症状が二週間以上つづいていたら、それは危険な兆候と言えます。がんであるとは限りませんが、何らかの重篤《じゅうとく》な病気のサインかもしれませんから、病院に行ってみるべきです。

コラム

ピロリ菌除菌の「副作用」

ピロリ菌は、基本的には除菌したほうがいいのですが、除菌することによる一種の「副作用」が起きる場合もありますので、そのことに触れておきましょう。

ピロリ菌を除菌すると、「敵」がいなくなることによって、胃が元気になります。つまり、胃酸の分泌が活発化するのです。萎縮性胃炎になると胃酸の分泌が減るのですが、それとは逆に、胃酸がたくさん出るようになります。

ピロリ菌は中高年以上に保菌者が多いので、それを除菌する人も、多くの場合中高年でしょう。中年太りになると、お腹《なか》の脂肪が胃を圧迫して胃がふくれにくくなります。それに加えて、年を取ると、胃と食道の間にある括約《かつやく》筋《きん》（ギュッと締める筋肉）がゆるくなる傾向があります。

中年太りによる胃の圧迫と、加齢による括約筋のゆるみ——その二つの要因によって、胃液が食道のほうに逆流しやすくなります。もともとそういう傾向があるところに、ピロリ菌の除菌によって胃酸の分泌が増えると、逆流してきた胃酸によって、食道が炎症を起こしてしまいます。「逆流性食道炎」と呼ばれるもので、胸焼けを引き起こします。

つまり、ピロリ菌を除菌することで、その副作用として「逆流性食道炎」になりやすくなるのです。

ピロリ菌の除菌によって、胃がんのリスクが減るというプラスの出来事が起きるわけですが、その一方ではマイナスの副作用もあるわけです。

しかも、この逆流性食道炎は、食道がんを引き起こす危険性もあります。

食道は、「扁平上皮《へんぺいじょうひ》」という平べったい細胞で覆《おお》われています。ところが、逆流性食道炎の症状がつづくと、食道の粘膜に起きた炎症によって、この「扁平上皮」が、「円柱上皮」という円柱状をした別の細胞に置き換わります。

これを「円柱上皮化生」と言います。すると、その化生細胞が食道がんを発生させる原因になってしまうのです。

困ったことに、通常の扁平上皮から発生した食道がんよりも、変性した円柱上皮から発生した食道がんのほうが、「タチが悪い」のです。円柱上皮から生まれるがんは「腺がん」であり、扁平上皮から生まれるがんは「扁平上皮がん」であって、がんの性質が違うからです。そして、腺がんのほうが治療しにくい「難しいがん」なのです。

現在のところ、食道がんの多くは扁平上皮がんです。しかし、近い将来、日本社会の高齢化に伴って、逆流性食道炎が引き起こす「円柱上皮化生」から発生する「腺がん」が増えてくるかもしれません。もしそうなったら、医学界が抱える新たな大問題になっていく可能性もあります。

胃がんのリスクを減らすためのピロリ菌除菌が、新たな問題を生んでしまうことになりますから、なんとも皮肉な話です。医療の進歩の過程では、まれにそういうことも起きるのです。

2章

がんをめぐる現状と展望

がんによる死亡割合は右肩上がりだが……

この章では、がんをめぐる現状と今後の展望について、簡単に概観してみましょう。

「まえがき」にも書いたとおり、「日本人男性の二人に二人、女性の二人に一人が、一生のどこかでがんになる」時代です。がんは一九八一年以降、一貫して日本人の死亡原因一位の座にあり、最近では総死亡率の約三割を占めています。

がん・心疾患《しんしっかん》（急性心筋梗塞《しんきんこうそく》、不整脈など）・脳卒中《のうそっちゅう》の三つを、死亡率が高いことから「三大疾病《しっぺい》」と呼びます。しかし、三つのうち心疾患と脳卒中は、それぞれ減少傾向にあります。ところが、がんだけは、患者数も死亡者数も、減るどころか右肩上がりで増えつづけているのです。

一九八六年の時点では、日本のがん罹患《りかん》数は約三十四万人、死亡者数は約十九万人でした。それが、三十年後の二〇一六年には、罹患数約百一万人（推計）、死亡者数約三十七万人となっています。じつに、罹患数は約三倍、死亡者数は約二倍に増えているのです。

とはいえ、この増加は、「ほかの病気の治療法は進歩したのに、がんの治療法は進歩していない」ということではありません。ものすごい速さで進んできた日本の高齢化の反映なのです。

がんは病気の性質上、「若い人には少なく、高齢者ほどかかりやすい病気」です。男女ともに、五十代くらいから罹患率が一気に高まります。とくに男性の場合、五十五歳以降は急激にがんにかかりやすくなります。したがって、長生きする人が増えれば増えるほど、死ぬまでの間にがんにかかる人も増えるのです。

みなさんは、「年齢調整死亡率」という言葉をご存じでしょうか？　これは、異なる時代・異なる地域の死亡率を比較する際、年齢構成の違いによる影響を調整して計算した死亡率のことです。

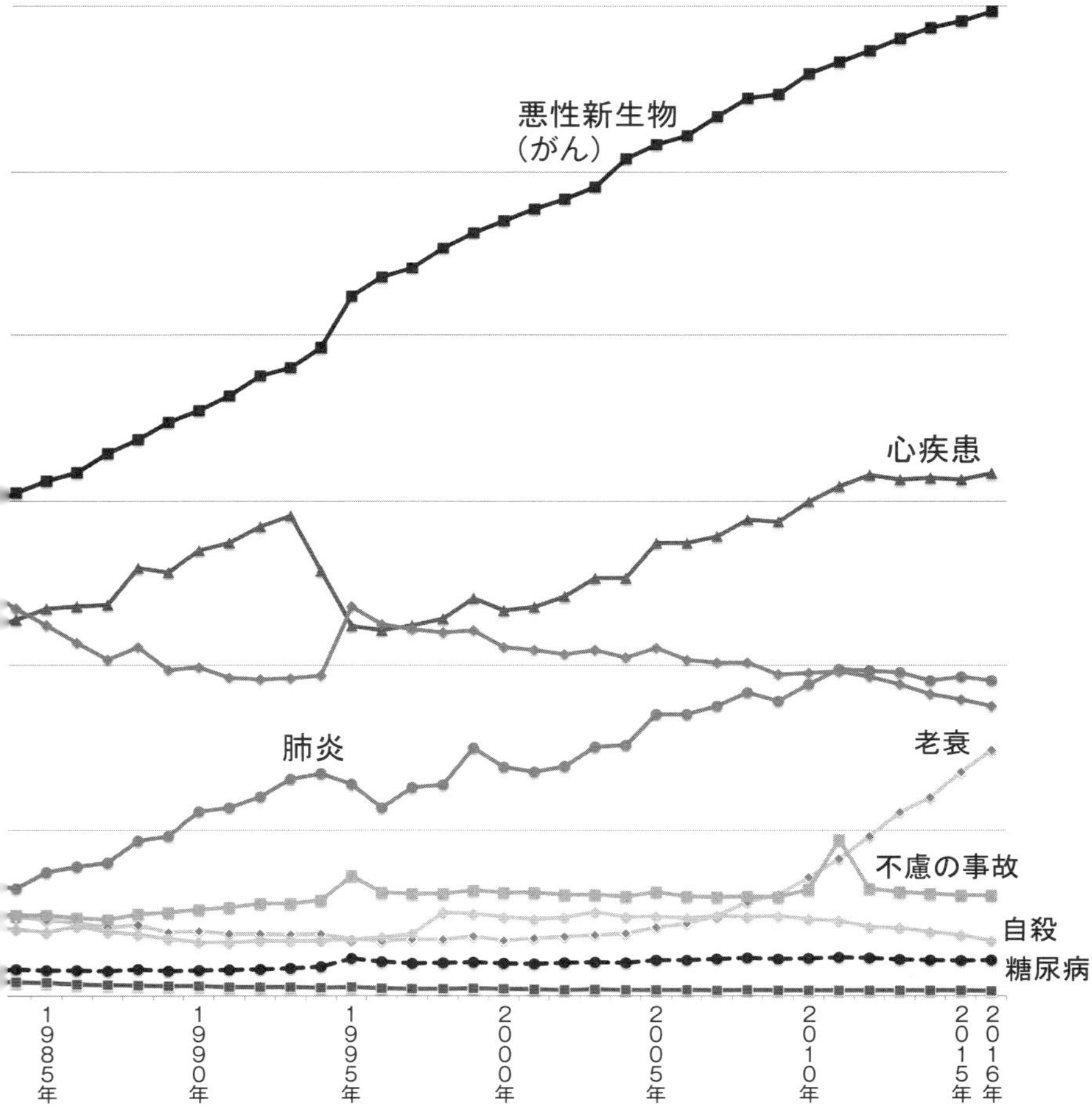
悪性新生物
（がん）
心疾患
肺炎
老衰
不慮の事故
自殺
糖尿病
1985年
1990年
1995年
2000年
2005年
2010年
2015年
2016年

主要死因別の死亡率（人口10万人対）の長期推移

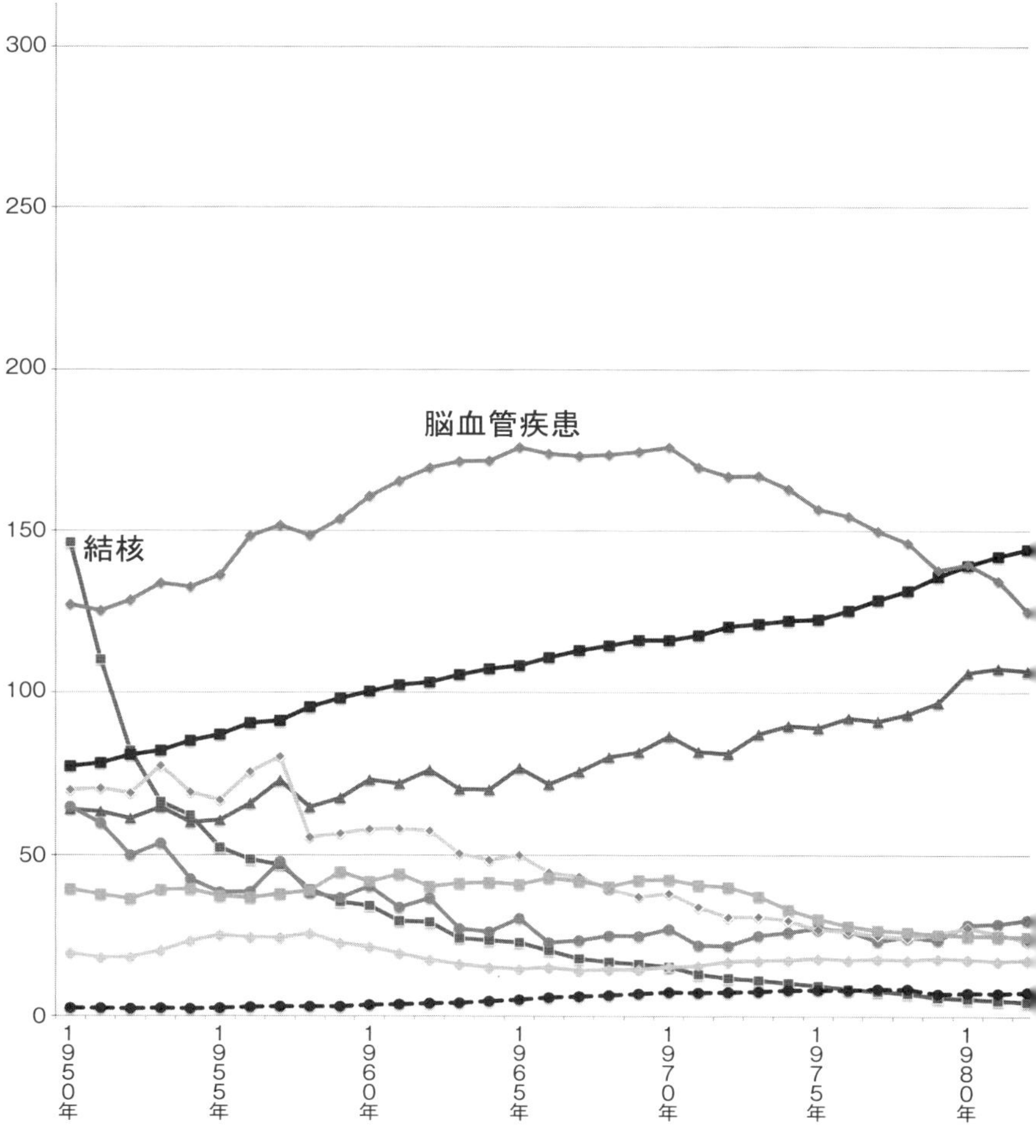

厚生労働省「人口動態調査」（2016年）を基に作成

たとえば、お年寄りが多いA市と、若者が多いB市の死亡率を単純比較すれば（それを「粗《そ》死亡率」と言います）、A市の死亡率のほうが高くなってしまいます。そのため、正確な地域比較・年次比較をするためには、年齢構成の違いを考慮した調整が必要になるのです。

同様に、昭和後期のように高齢者が少なかった時代と現在を比較するためには、「年齢調整死亡率」を用いなければ、正確な比較はできません。

国立がん研究センターの「がん対策情報センター」が、がんの部位別に日本の「年齢調整死亡率」を公表しています。それを見ると、高齢化の影響を除外するように調整した数字では、日本のがん死亡率は一九九五年くらいから下がりつづけているのです。

このように、がん治療が着実に進歩していることは、がんに罹患した人の死亡率が大きく改善されてきたことからもわかります。

いま、わが国では年間約百一万人ががんに罹患しています。一方、がんで亡くなる人は、年間約三十七万人です。死亡率にして三七％。逆に言えば、がんになっても生き残る方が六三％くらいはいらっしゃるわけです。かつては、がんにかかった人の約半数はがんで亡くなっていました。そこから一割以上も下がったわけで、非常に大きな改善と言えます。

改善されてきた要因としては、治療法が進歩してきたことと、診断技術が向上してがんが早期発見できるようになってきたこと――その両面が挙げられます。

治療法の進歩の例として、近年、開腹手術より、内視鏡手術や腹腔鏡《ふくくうきょう》手術など、体に対するダメージが比較的少ない（専門用語で「侵襲性《しんしゅうせい》が低い」と言います）手術が一般的になってきたことが挙げられます。

メスでお腹《なか》を開けておこなう手術は、非常に大きな負荷《ふか》を体に与えます。がんから生還し、再発を免《まぬか》れたとしても、手術それ自体のダメージが体力を低下させ、回復までには長い期間が必要になるのです。内視鏡手術のように負荷の少ない手術が普及してきたことは、死亡率の改善に大きく寄与しているはずです。

それはほんの一例ですが、治療技術と診断技術の進歩によって、がんが昔に比べて「死の病《やまい》」ではなくなってきたことは間違いありません。ただ、日本の高齢化が進んでいる間、がんにかかる人は今後も増えつづけるでしょう。ただしそれは、「昔ならがんになる前に亡くなっていた人が、長生きするようになったからがんにかかる」ということなのです。

近い将来、「人生百年時代」が到来すると言われています。日本でもベストセラーになった、『LIFE SHIFT（ライフ・シフト）――100年時代の人生戦略』（リンダ・グラットン、アンドリュー・スコット、東洋経済新報社）が火付け役となって言われ始めたことです。

百歳以上の日本人は、一九六三年には百五十三人しかいませんでした。それが、二〇一六年には六万五千人を超えています。日本の「百歳以上人口」は、過去半世紀でじつに四百二十倍に増えたのです。

また、これも『LIFE SHIFT』に出てくる話ですが、二〇〇七年に日本で誕生した子どもの約半数は、百七歳以上まで生きるであろう、という推計があります。二〇〇七年に日本で生まれた子どもは百万人程度ですから、そのうち五十万人程度が百歳を超えるという計算になります。

しかし、「人生百年時代」もよいことばかりではありません。長寿の人が増えれば、がんになる人も増えるのです。

一方で「ある病気がもしなくなったら、平均寿命がどれくらい延びるか?」を分析した特殊な統計があります。それによると、もしも将来、がんで亡くなる人が一人もいない時代が到来したら、人類の平均寿命は三、四歳延びると推計されています。

「たったそれだけ?」と思うかもしれません。しかし、私たち人間の寿命は、栄養状態や衛生状況の改善、医療の進歩、戦争の減少などによって、すでに限界近くまで延びているのです。このうえに三、四歳も延びるというのは、大変なことだと思います。

特定死因を除去した場合の平均余命の延び
（0歳・65歳・75歳）

悪性新生物（がん）

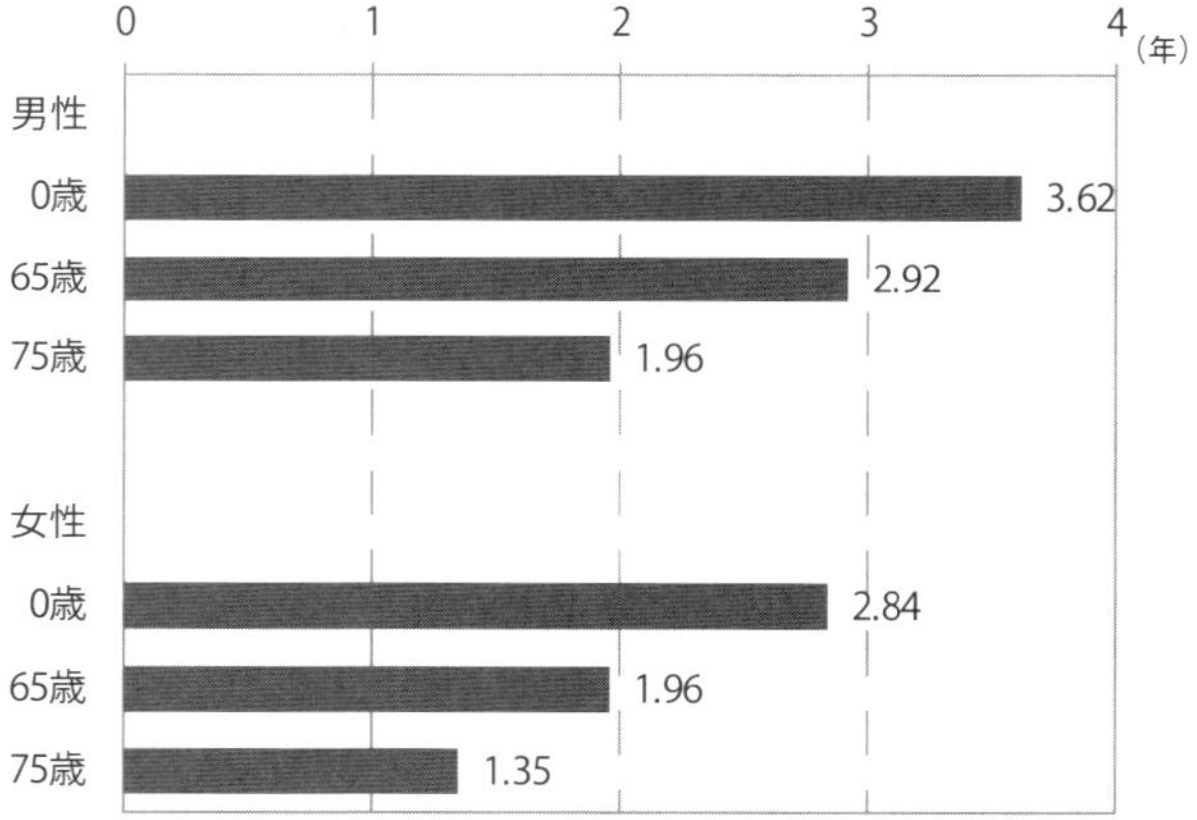

心疾患（高血圧性を除く）

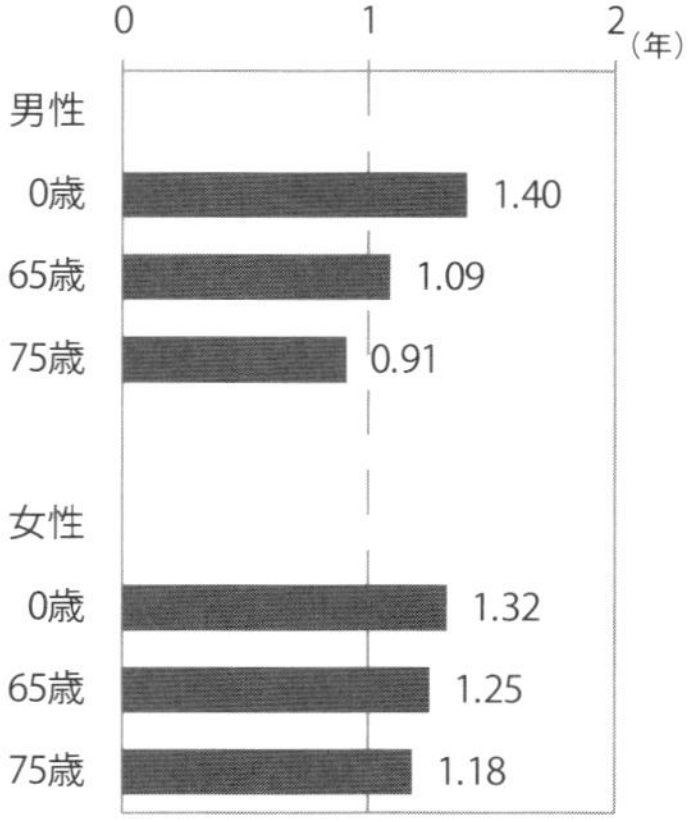

脳血管疾患

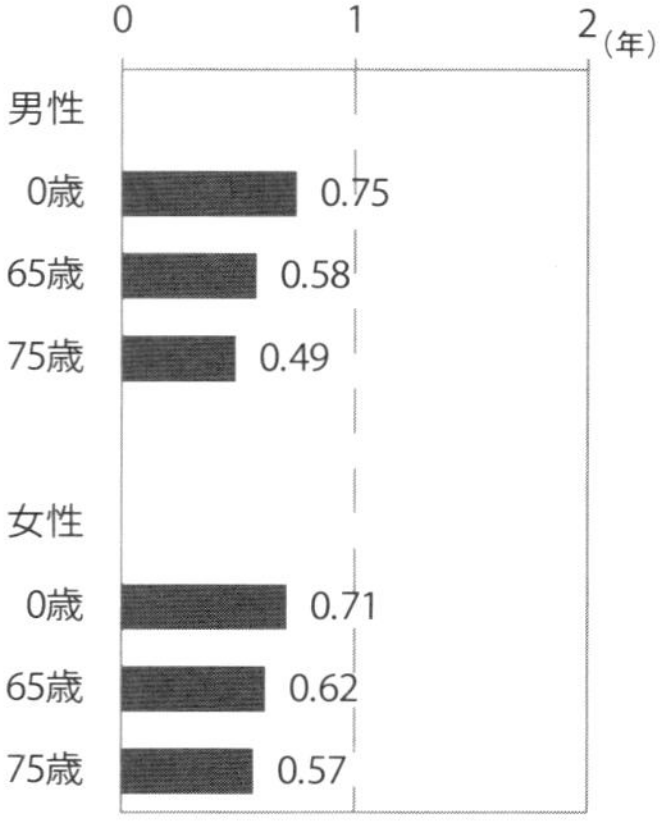

厚生労働省「平成29年簡易生命表」を基に作成

がんで亡くなる人がいなくなること——すなわち「がんの完全制圧」は、人類の見果てぬ夢です。いまのところ、その実現はかなり難《むずか》しいでしょうが、がんの治療は今後も進歩しつづけるでしょう。「がんで亡くなる人」がゼロに近づく時代の到来を待ちたいと思います。

胃がんが減り、肺がんが増えた

一口に「がんが増えた・減った」といっても、部位別の推移を見ると、また違った状況があります。

一九六〇年から二〇一四年にかけての、半世紀余にわたる日本のがん死亡者数の推移を、男女別・部位別に統計したデータがあります。それを見ると、一九六〇年の時点では、男女とも胃がんでの死亡が最も多くなっています。かつて、日本は「世界有数の胃がん大国」という、残念な評価を得ていた国だったのです。

ところが、近年になって胃がんは大幅に減り、二〇一四年の段階では男性の死亡原因二位、女性では四位にまで下がりました。

これは、井戸水を飲んで育つ子どもが激減するなど、社会のインフラ整備によって衛生状況が改善され、胃がんのリスクを高めるピロリ菌の感染者が激減したことが、大きな要因と考えられます。

それとともに、健康な食生活に対する意識の高まりから、日本人が食事で摂《と》る塩分が減ってきたことも一因でしょう（塩分過多の食生活は胃がんのリスクを高めます）。

胃がんに代わって、男女全体の死亡原因の一位となったのが、肺がんです。一九六〇年と二〇一四年を比べると、男性では三位から一位、女性でも六位から二位に上がっています。しかしこれも、肺がんのリスクが高い喫煙者がどんどん減っていますから、今後は減少に向かうと考えられます。

また、過去半世紀で女性の死亡原因の四位から一位、男性では四位から三位と

主要部位別に見た死亡数の長期推移

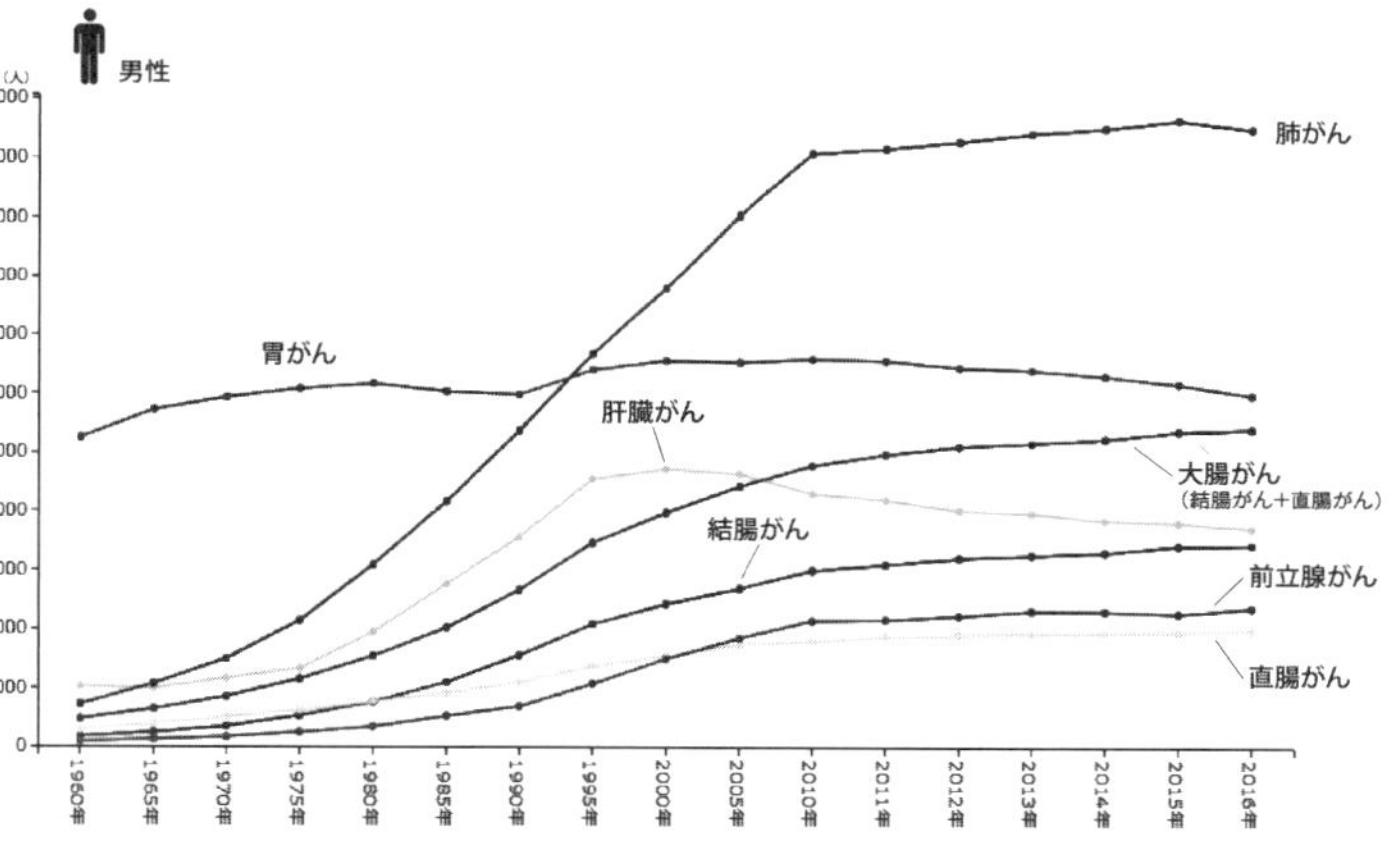

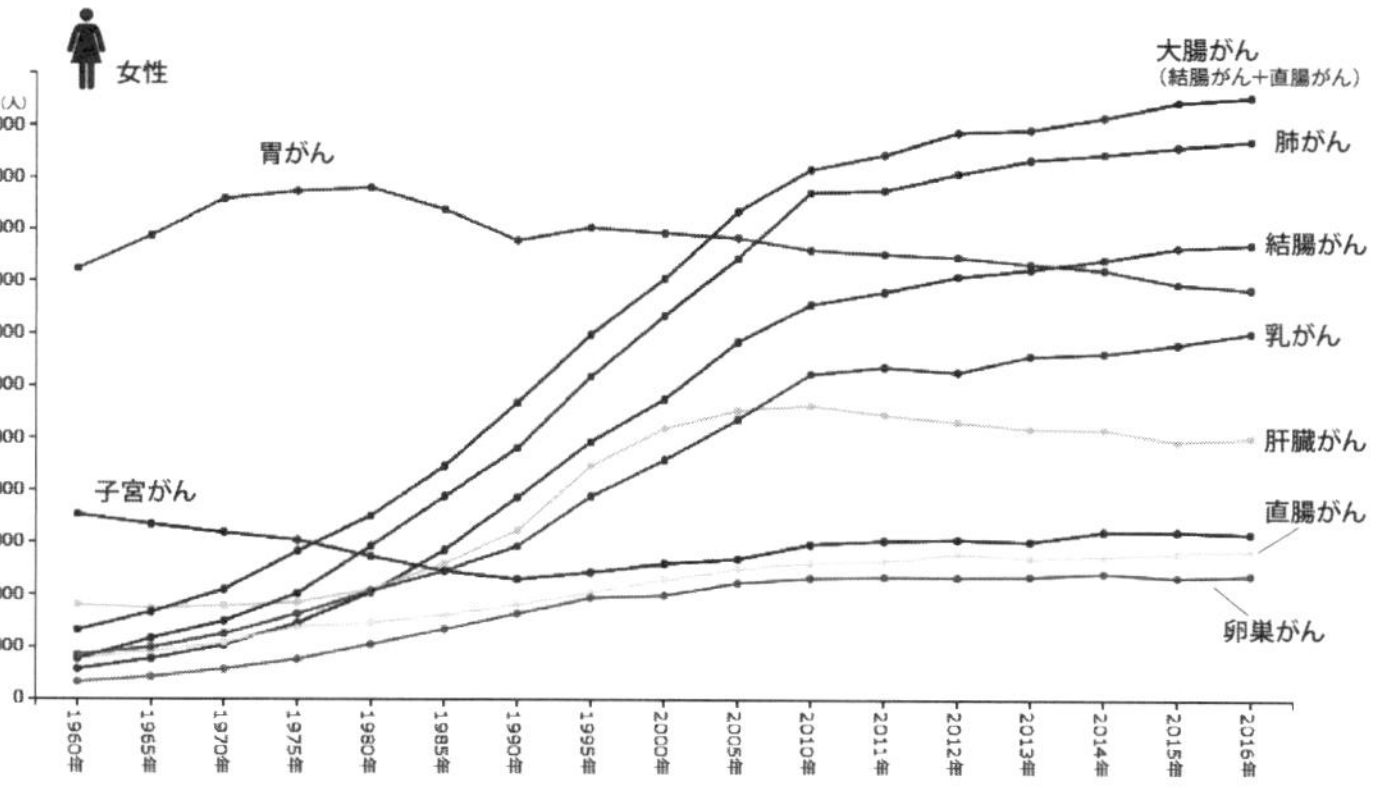

厚生労働省「人口動態調査」(2016年)を基に作成

順位を上げ、罹患数が増えてきたのが大腸がんです。これは、肉中心・脂肪分過多の欧米型食生活が、過去半世紀で日本に浸透してきたことの反映でしょう。

以上のように、がんをめぐる状況にも社会の変化が大きく反映されているのです。

ちなみに、がん以外の死亡原因に目を向けると、近年急激に減ってきたのが、心筋梗塞など心疾患による死亡です。減ってきたとはいえ、いまも心疾患はがんに次いで日本人の死因第二位なのですが……。

長年にわたって日本人の死因第三位の座にあった脳血管疾患（脳卒中など）に代わり、最近第三位に入っているのが、肺疾患。日本では、肺疾患による死亡が急増しているのです。

というと、「結核が不治《ふじ》の病だった昔ではあるまいし、どうしていまどき肺疾患なのだろう？」と首をかしげる人もいるかもしれません。

じつは、これは「誤嚥性《ごえんせい》肺炎」の急増によるものなのです。食べ物・飲み物を飲み込む働きのことを「嚥下《えんげ》」と言い、その際に食道ではなく気管に物が入ってしまうことを「誤嚥」といいます。この誤嚥によって、細菌が気道に入ってしまうことから起きるのが「誤嚥性肺炎」です。

高齢者、とくに認知症患者は、反射が鈍くなっているため、食べ物が気管に流入しやすく、誤嚥性肺炎が起こりやすくなります。健常者であっても急いで飲食すると食べ物が鼻や気管に流入してむせることがあります。話しながら食べていて、うどんが鼻から出てきた経験者はいませんか？　このように嚥下運動は、舌、咽頭《いんとう》、食道、喉頭《こうとう》などの複数の器官の複雑、繊細《せんさい》な協調運動なので、中枢《ちゅうすう》神経系の機能が低下すると喉《のど》に詰まりやすくなるのです。そのため、認知症患者を対象とした老人介護施設では、食べ物に「とろみ」をつけたり、なるべく細かく切って食べ物を与えたりして、喉に詰まらせないための工夫をします。

高齢化の進行とともに、この誤嚥性肺炎での死亡者が増え、ついには日本人の死因第三位にまでなっているわけです。

話ががんから少しずれましたが、死亡原因にも時代の変化が反映されていることは、おわかりいただけたでしょう。

日本発、二つの画期的「がん診断法」

がんの治療法が日進月歩であるように、がんの診断法も目覚ましい進歩がつづいています。中でも、日本で生まれた二つの新しいがん診断法が、いま世界から注目を浴びています。それを紹介しておきましょう。

①小さな線虫が、がんの有無を「判定」する

まず一つ目は、なんと尿一滴でがんの有無が判定できるというもの。それを発見したのは、株式会社ＨＩＲＯＴＳＵバイオサイエンス代表取締役の広津《ひろつ》崇亮《たかあき》氏の研究グループです。

広津氏が編み出したのは、線虫《せんちゅう》という生物の一種である「C・エレガンス」を使った「生物診断」です。

線虫とは、「線虫綱《こう》の袋形《たいけい》動物」の総称。たとえば、魚のサバに寄生し、食べると激しい腹痛を引き起こす「アニサキス」も、線虫の一種です。

もともと、がん患者は特有の匂いを発することが知られています。そのことから、犬の優れた嗅覚《きゅうかく》を利用してがんを発見させるという「診断法」も編み出されています。その診断に使われる犬が「がん探知犬」です。

広津氏は、「C・エレガンス」の嗅覚の研究をしていました。体長一ミリほどの小さな生き物でありながら、C・エレガンスは犬の一・五倍もの嗅覚受容体（匂いを受け取る分子）を持っているのです。しかも、好きな匂いには近寄っていき、嫌《きら》いな匂いからは離れていくという「走性行動」をとるという特徴があります。

二〇一三年に広津氏は、「がん探知犬」の研究をしている園田英人《そのだひでと》医師（伊万里有田共立病院外科部長）から、〝線虫の嗅覚をがん診断に使えないだろうか？〟という相談を受けました。

そこから、がん患者の血液、尿などを用いて実験を進めてみたところ、C・エレガンスはがん患者の尿には近寄っていき、健常者の尿からは逃げていくことが判明したのです。しかも、がん患者の尿に反応する確率は、じつに九五・八％と、一〇〇％近い高率だったのです。

その後、広津氏は、C・エレガンスを医療現場でのがん診断に用いる実用化に向けて、着々と研究を進めています。

C・エレガンスの走性行動を利用したこのがん診断法には、画期的な点がいくつかあります。まず、対象者の尿一滴さえあればいいという手軽さ。また、一般にがん診断には高額な医療装置が用いられるため、診断自体が高価になりがちなのに対し、費用がたった数百円（これは主に「線虫の餌代」だとか）とずば抜けて安価であること。

そして何より、早期のがんまで発見でき、その感度が九五％以上と極めて高いこと。血液を用いた「腫瘍《しゅよう》マーカー」検査（がんが分泌《ぶんぴつ》する微小な物質を測定する検査）でも、感度はせいぜい二〇～三〇％程度なのです。ここで「感度」とは、その検査で病気の人の何％が検出できるかを示す数値です。

　難点としては、尿を用いたこの診断では「がんの有無」が判定できるだけで、体のどの部位にがんがあるかはわからない点です。しかし、まず尿からがんの有無を診断したあと、さらに、ほかのくわ

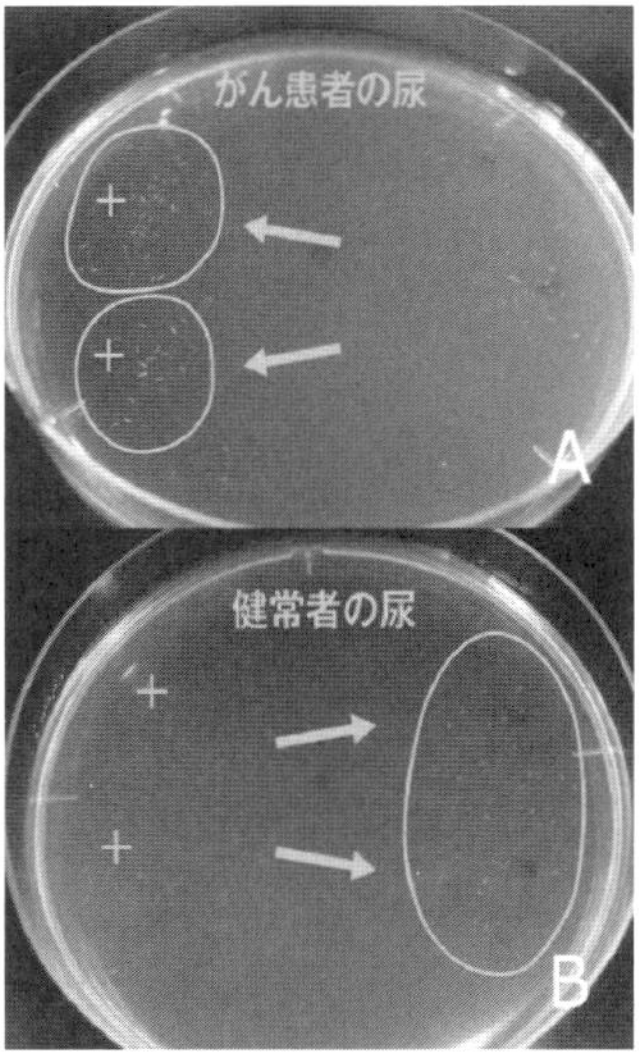

　左は、尿に対する線虫Ｃ・エレガンスの走性実験において、実験開始から30分後のシャーレの写真です（写真提供：広津崇亮氏）。

　それぞれに、線虫とがん患者の尿、線虫と健常者の尿を入れています。すると、がん患者の尿（写真Ａの＋印）には寄って行き、健常者の尿（写真Ｂの＋印）からは逃げていく走性が見られました。

　本当に匂いに反応しているのかを確かめるために、嗅覚神経を破壊したＣ・エレガンスで実験もしましたが、そうすると、こういった行動は見られません。また、嗅覚神経を調べると、がん患者の尿に有意に強く反応していることもわかりました。

　がんの匂いへの走性については、餌の匂いと勘違いしているのではないかと広津氏は見ています。

しい検査をすることで部位を特定することができます。つまり、がん診断の入り口（これを「スクリーニング」と言うのですが）として、用いる分には、役に立つと思われます。

②血液一滴で、十三種類のがんを判別

二つ目のがん診断法は、国立がん研究センター研究所・分子細胞治療研究分野主任分野長の落谷孝広《おちやたかひろ》博士が中心となって研究開発を進めているものです。

それは従来の「腫瘍マーカー」検査と同様、血液を用いた診断法なのですが、腫瘍マーカーよりも格段に優れたものです。

まず、腫瘍マーカー検査では三ml程度の血液をとられるのに対し、こちらはたった一滴（約〇・二ml）の血液で検査ができます。しかも、その一滴から十三種類ものがんの有無が判定できるというのです。

十三種類の内訳は、胃がん・食道がん・肺がん・肝臓がん・胆道がん・膵《すい》がん・

大腸がん・前立腺がん・膀胱《ぼうこう》がん・乳がん・卵巣《らんそう》がん・肉腫・神経膠腫《こうしゅ》――。主ながんはすべて判定できることになります。実用化されれば画期的です。

　腫瘍マーカー検査の感度は、先に述べたとおり二〇～三〇％程度です。それに対して、この新しい検査なら、九五％もの感度でがんが判定できるそうです。

　同じ血液検査なのに、なぜそれほど、従来の腫瘍マーカー検査よりも優れているのでしょう？　そ

血液1滴で13種がん診断

新検査法開発　初期でも発見可能

がんセンター

　1滴の血液から13種類のがんの有無を同時に診断できる検査法を国立がん研究センターなどのチームが開発した。がんが分泌する微小な物質を検出する。「腫瘍マーカー」を使う現在の血液検査と比べ発見率が高く、ごく初期のがんも見つけられるのが特長という。

　チームはがん患者らを対象とした臨床研究を進め、数年以内に国の承認を得たい考え。

　センターの落谷孝広・分野長は「患者の体への負担が少ない検査になる。早期発見できれば、より効果的な治療ができ、医療費削減にもつながる」と話している。費用は2万円になる見込み。

　腫瘍マーカー検査は、主にがん細胞が死ぬ時に出るたんぱく質を検出するもので、ある程度がんが進行しないと発見が難しい上、正確性に問題がある。

　チームは、がんが血中に分泌する「マイクロRNA」と呼ばれる物質に着目。国立がん研究センターや国立長寿医療研究センターなどに冷凍保存されていた約4万3000人の血液を使い、乳がんや大腸がんなど13種類のがんに特徴的なマイクロRNAを調べた。

　すると、それぞれのがんに2～10種類の特有のマイクロRNAがあることが判明。分泌量の変化を調べることで、どのがんも95％程度の確率で発見できた。13種類は胃がん、食道がん、肺がん、肝臓がん、胆道がん、膵《すい》臓《ぞう》がん、大腸がん、卵巣がん、前立腺がん、ぼうこうがん、乳がん、肉腫、神経膠腫《こうしゅ》。

　人工知能（AI）を分泌量の分析に利用すれば、検査の精度をさらに高められる可能性がある。

　ただ長期間保存した血液は、マイクロRNAが変質している恐れもある。このため新たにがんと診断された人ら3000人以上の新鮮な血液を採取し、有効かどうかを調べる臨床研究を進める。現段階では一般の人を対象とした研究は予定していない。チームは、まず乳がんの検査法としての承認を目指したいとしている。

マイクロRNA

　DNAによく似たリボ核酸（RNA）でできた微小な生体分子の一つで、細胞の中で遺伝子の働きを調節するなどしている。人では2500種類以上が見つかっている。体内の細胞は、マイクロRNAを「エクソソーム」という小さな袋に詰めて血中に分泌する。がん細胞も、正常な細胞とは異なる特有のマイクロRNAを放出して他の細胞に働き掛け、周囲に新たな血管を作らせたり、免疫反応による攻撃をやめさせたりしている。

2017年8月20日付「毎日新聞」28面（共同通信配信）、紙面レイアウト変更して転載

れは、従来の血液採取型がん診断が、「がん細胞やがん周囲組織からの分泌物が血液の中にあるかどうか」を判別するものであったのに対し、新しい診断法は「血液内のがん細胞の遺伝情報」を調べるものだからです。具体的には、血液中の「マイクロＲＮＡ（リボ核酸《かくさん》）」という遺伝情報を調べます。先に挙げた十三種類のがんがそれぞれ違う種類のマイクロＲＮＡを持っているため、どのがんであるかが判定できるのです。

落谷博士が責任者となって進められているこの研究開発プロジェクトは、「体液中マイクロＲＮＡ測定技術基盤開発」と名づけられています。二〇一四年にスタートした同プロジェクトは、国立がん研究センターのほか、国立長寿医療研究センターなどの研究機関と大学、企業も加わり、ＮＥＤＯ（国立研究開発法人新エネルギー・産業技術総合開発機構）が支援する大規模な研究開発です。

ごく近い将来に実用化され、全国のがん検診センターや病院で、二万円程度でできるようになる見込みだそうです。

線虫による生物診断と、マイクロＲＮＡを利用した新しい血液検査――日本で発見された二つの画期的診断法が、ごく近い将来、世界のがん医療を大きく変えるかもしれません。

悪性腫瘍と良性腫瘍の違いとは？

ごく基本的な事柄ですが、がんとは「悪性腫瘍」のことを言います。同じ腫瘍でも、がんではない良性のものと、命にかかわる悪性のものがあります。たとえば、子宮筋腫は子宮にできる良性の腫瘍ですから、がんではありません。それに対して、子宮にできる悪性腫瘍が子宮がんです。

良性腫瘍の種類としては、子宮筋腫のような「筋腫」、大腸腺腫（ポリープ）のような腺細胞に生ずる「腺腫」、いわゆる「脂肪細胞のかたまり」である「脂肪腫」などがあります。

そこまでは、あらためて説明するまでもなくみなさんよくご存じでしょう。では、良性腫瘍と悪性腫瘍は、具体的に何がどう違うのでしょう？

良性腫瘍とは、局所的に腫大《しゅだい》（臓器が腫《は》れて体積を増していること）して大きくなるだけの腫瘍のことを言います。つまり、腫れはするものの、周囲の組織に「浸潤《しんじゅん》」しないのです。

「浸潤」というのもちょっと難しい言葉ですが、これはある部位の表面に発生した腫瘍が、表面の細胞層（上皮と言います）の直下にあるコラーゲン線維《せんい》などから成る「基底膜」を突き抜けて、その下まで行くことです。そして、この浸潤が起きるか否かが、悪性と良性の境目になります。少しでも浸潤した時点で、それはもう悪性腫瘍、すなわちがんなのです。

悪性腫瘍の特徴は、浸潤ともう一つあります。それは「転移すること」です。良性腫瘍は最初にできた臓器内にとどまってそこから転移しませんが、悪性腫瘍はほかの臓器に転移します。それも、最終的には遠く離れた臓器にまで「遠隔転移」していくのです。

要は、「浸潤・転移する腫瘍であること」が、がんの一番簡単な定義なのです。そして、浸潤・転移するからこそ、がんは私たちの命を脅《おびや》かすのです。

腫瘍が良性か悪性かは、厳密に言えば、腫瘍の組織を採取して標本を作製し、病理医という専門医が顕微鏡で観察する病理検査をしなければ確定できません。ただし、ある程度経験を積んだ医師の場合、腫瘍の肉眼的な見た目だけで、「これはたぶん悪性だろう」ということが直観できるものです。そのことを、我々医師は「腫瘍の顔つきが悪い」という言葉で表現します。「これは腫瘍の顔つきが悪いから、十中八九悪性だろうね」とか、「顔つきがいいから、たぶん良性だろう」などと、医師同士で言い交わすことがよくあるのです。

一方、顕微鏡的観察での「顔つきが悪い」とはどういうことかというと、それは二つのことを意味しています。

一つは、「細胞の異型」です。腫瘍の細胞が、その臓器の通常の細胞とは明らかに違う見かけをしていることを、「細胞の異型」と言います。核が大きいとか、核にくびれや溝があり、形が整っていないことなどを異型と言います。

もう一つは、「構造の異型」。つまり、細胞の並び方が、その臓器の通常の並び方とは明らかに違って、乱れていることを指します。

病理学の専門医は、その二つの「異型」があるか否かで、その腫瘍が悪性か良性かを、判断します。とくに、経験豊富な医師の直観的判断は鋭いもので、多くの場合、病理医による結果と一致します。

「ステージ0」のがんについて

がんはその進行度によって、いくつかの「病期（ステージ）」に分けて表現されます。患者さんががんの告知を受ける時、医師から「胃がんです。いまはⅡ期です」などと宣告されますが、その場合、「Ⅱ期」がステージに当たります。

がんのステージの分け方は、部位によっても微妙に異なります。ただ、大まかに言えば、どのがんもステージⅠ～Ⅳで区分されます。

ステージⅠなら早期発見であり、ほとんどのがんは、この段階で発見されれば五年生存率が八〇～九〇％にのぼります。つまり、命を失わずに済む可能性が高いのです。一方、ステージⅣとなると進行がんであり、離れた臓器に遠隔転移もしている状況なので、非常に危険な状態となります。

以上のように、がんがⅠからⅣのステージに区分されるということは、多くの人がご存じかと思います。ただ、日本の場合、ステージⅠの前段階として「ステージ0」というものが設定されており、がん未経験の人は意外にそのことを知らないかもしれません。

「ステージ0なら、それはまだがんではないのではないか？」と思う人もいるでしょう。それは、ある意味でもっともな疑問です。先ほど、「がんの定義とは浸潤・転移することだ」と述べましたが、「ステージ0」とはまだ浸潤が起きていない状態のがんを指す言葉だからです。

まだ浸潤していないがんのことを、「上皮内《じょうひない》がん」もしくは「非浸潤がん」と呼びます。乳がんの場合、がん細胞が乳管や小葉《しょうよう》内（上皮細胞内）にとどまっている状態、膜を破ってリンパ管に浸潤していない状態のがんを意味するのです。

一方、浸潤が生じると、その段階でがんはステージⅠになります。つまり、ステージ0のがんとは、部位の表面にがんができているけれど、浸潤が起きていない最初期の段階です。

アメリカの多くの病理医は、このステージ0の段階をがんとは捉《とら》えません。したがって、この段階ではがんと告知されることは少ないのです。それに対して、日本では「ステージ0」という捉え方が定着しているので、この段階でがんが告知されます。

もちろん、ステージ0は最も早期のがんですから、この段階で発見されて治療を受ければ、命が脅かされることはまずありません。

がん転移を防ぐ「四つの関所」

がんが一つの臓器から別の臓器に転移していくのは、がんにとって大変なことです。なぜなら、転移に至るまでには、「四つの関所」を乗り越えなければならないからです。

もちろん、転移されてしまうことは、患者にとって命を脅かされる「大変なこと」なわけですが、がんにとっても大変な「難事」なのです。

最初の「関所」は、浸潤。つまり、「原発がん」として発生した場所から、周囲の基底膜を破壊し、その先の別の組織層にまでジワジワと広がっていき、近くの毛細血管のすき間を通って血管内に進入することです。

二番目の関所は、がんが血管の中を血流に乗って流れていくこと。これはがんにとって、敵のいる激流の川を泳いで渡るような難関となります。がん細胞は、血流の中で白血球などの免疫《めんえき》細胞の攻撃にさらされます。

三番目の関所は、「接着」というプロセス。つまり、遠くの臓器近くの血管の壁に、がん細胞がくっつくことです。これはいわば、血流という川を流れて、遠くの岸にたどり着くことに相当します。

そして、最後の四番目の関所が、「血管新生」と呼ばれるプロセス。血管の川を渡りきったがん細胞は、その後また血管の外側に出て、新たな臓器の中に入っていかなければ転移できま

がん転移のメカニズム

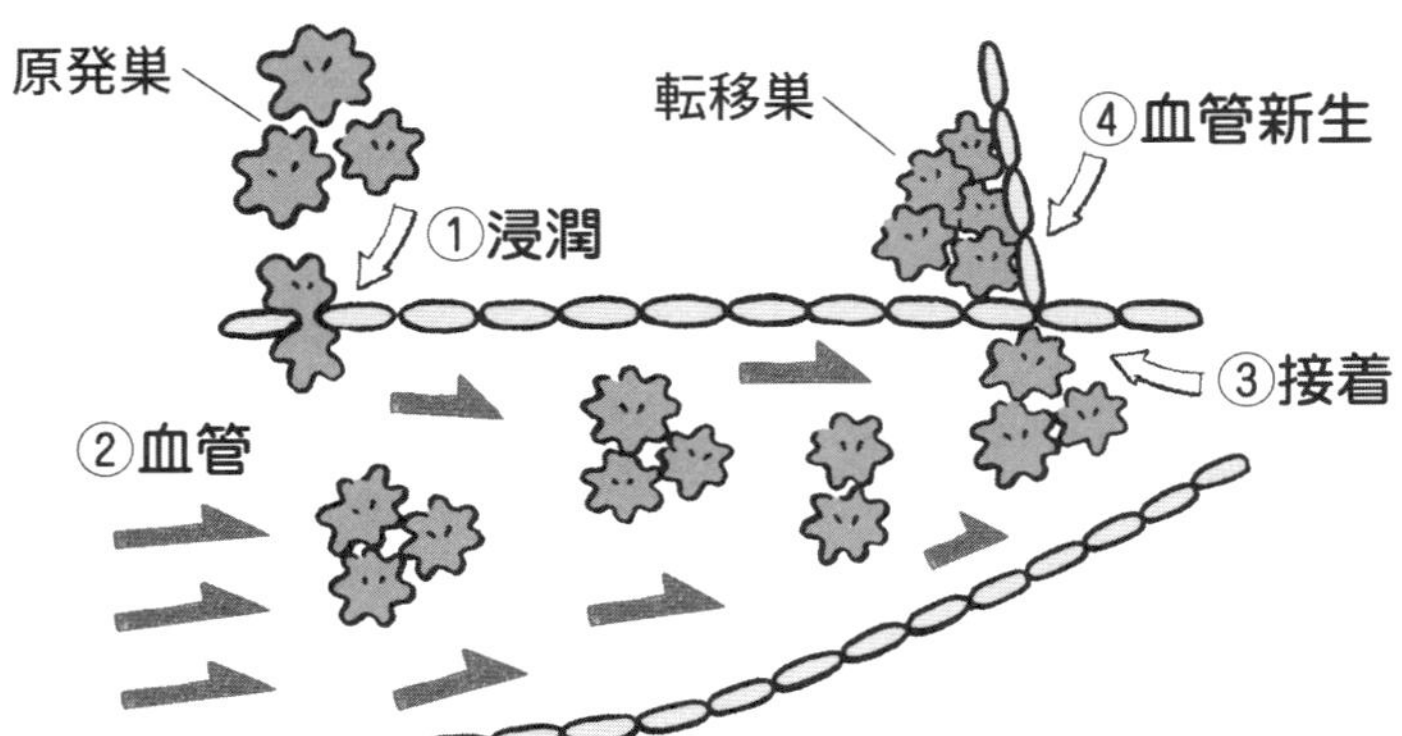

せん。そして、そこで増殖していくためには血液が必要なので、がん細胞が自ら血管を新たに作るのです。

以上のような四つの関所を越えて初めて、がんは転移します。私たち医師ががんの治療薬として用いる「抗がん剤」の中には、その四つの関所越えのうち、どれかを防ぐための薬があります。たとえば、がん細胞の血管への「接着」を妨《さまた》げる薬や、「血管新生」を妨げる薬などです。

一個のがん細胞が「がん組織」になるまで

私たちの体の中では、どんなに健康な人でも、毎日新たな「がん細胞」が発生しています。

一日にできるがん細胞の数については諸説ありますが、「一日に五千個くらいできる」との説が有力です。

にもかかわらず、私たちが「がんという病気」にならずに済んでいるのは、毎日できるがん細胞を、そのつど体内の免疫細胞（リンパ球）が退治してくれるからです。

それでも、日々「がん細胞対免疫細胞」の戦いがくり返されているうちに、殺されずに生き残るがん細胞も出てきます。というのも、がん細胞はもともと正常な細胞から発生するため、正常細胞との見分けがつきにくい面があり、免疫細胞が「見逃してしまうミス」が

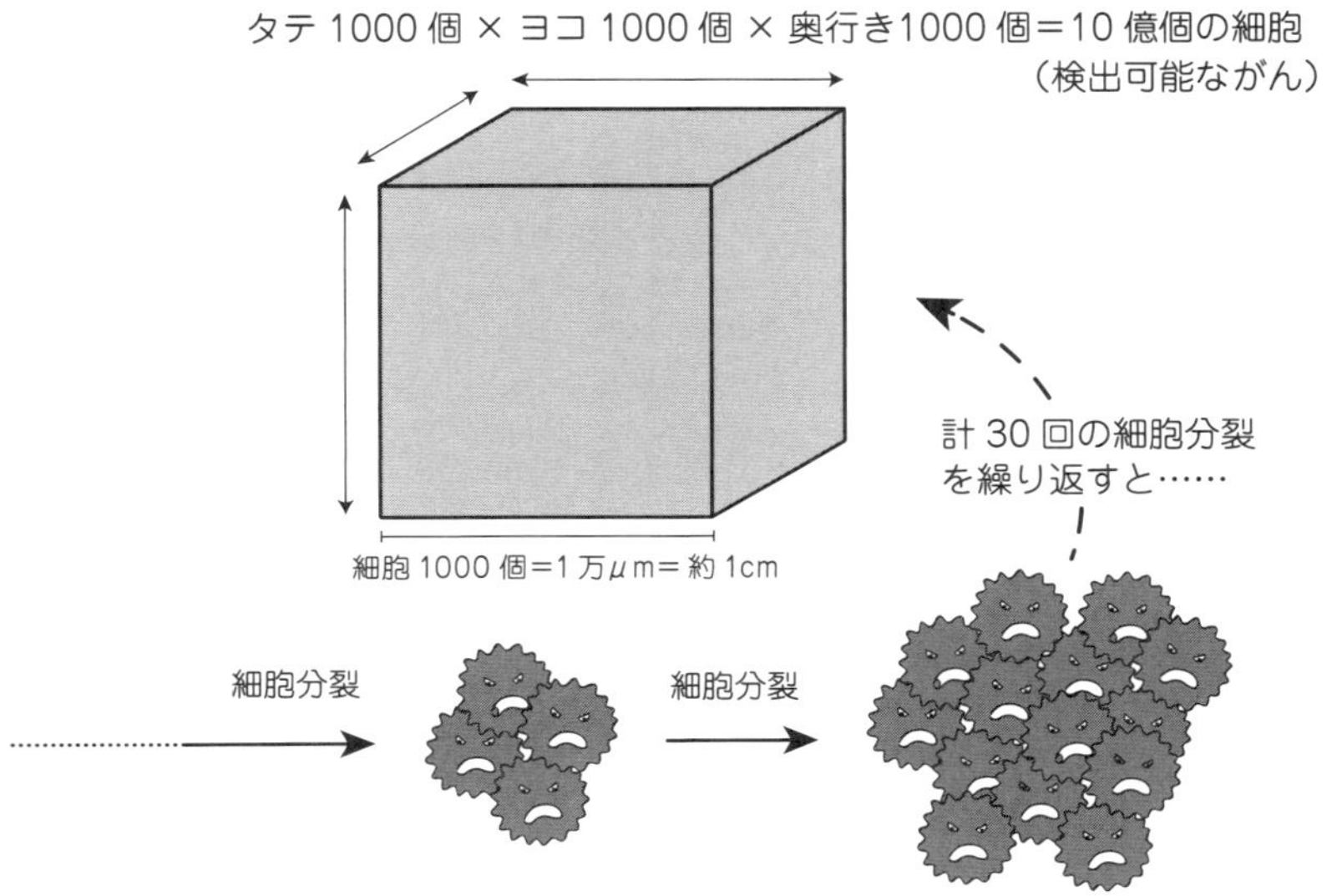

たまに起きるからです。

そうした生き残りのがん細胞が少しずつ増えていき、やがてかたまりとしての「がん」に成長してしまうのです。

では、一個のがん細胞が発生してから、それが臨床《りんしょう》上検出可能な「がん組織」に成長するまでには、どれくらいの期間が必要でしょうか？

検出可能——つまり検診で「これはがんだ」と認識されるためには、少なくとも一センチ角の立方

1個のがん細胞が、臨床上検出可能ながん組織（10億個）になるためには、計算上、30回の分裂を要し、時間にして約10年かかる。さらに増えて1兆個のがん細胞数（40回の分裂）になると、致死的な大きさのがんになる。

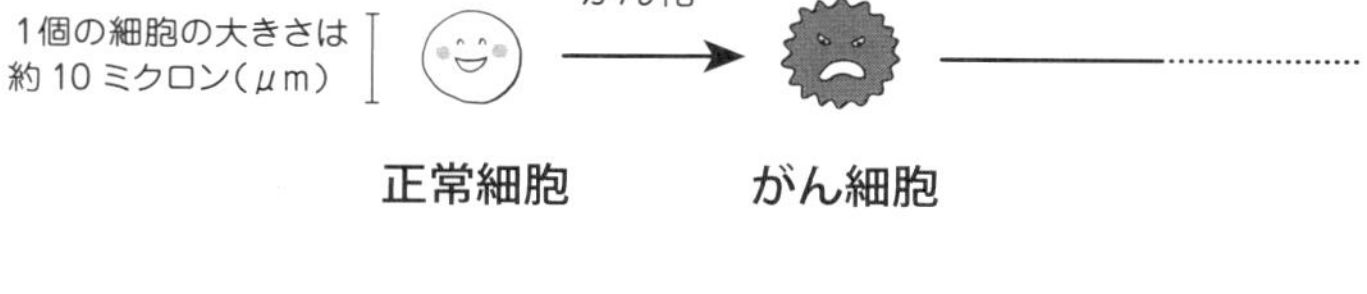
1個の細胞の大きさは
約10ミクロン（μm）
がん化
正常細胞
がん細胞

体くらいのがん組織になる必要があります。

たったそれだけの小さいがんであっても、その中にはだいたい十億個くらいのがん細胞が詰まっています。一個のがん細胞の大きさはおおよそ十ミクロンで、それがタテに千個、ヨコに千個、奥行きに千個並んでいると考えればよいでしょう。千×千×千で、合計十億個になるわけです。

一個の細胞は一度分裂すると二つに増えます。それがまた分裂して四つになり……という過程をくり返して、幾何級数《きかきゅうすう》的に増えていきます。一個のがん細胞が、四十世代後――つまり四十回の分裂を経ると、だいたい一兆個に達し、それはその人間にとって致死的ながんになります。

……そのように説明すると、あっという間に大きくなってしまうような気がします。しかし、実際にはそれほどスムーズにはいきません。がん細胞もまた、途中で死んでしまったり、摩耗《まもう》したりするからです。しかも、そのような細胞死や摩耗は、かなり頻繁《ひんぱん》に起こります。そのため、理論上は四十世代で致死的ながんになるとしても、現実にはもっともっと多くの世代を経て、長い年月を経たあとで、がんは大きくなっていくのです。

その年月は、だいたい十年から二十年くらいだと言われています。つまり、一個の生き残りがん細胞が、私たちの命を脅かすがんになるまでには、十年から二十年かかるのです。そのことこそ、「若い人にはがんが少なく、高齢者ほどがんにかかりやすい」理由なのです。

コラム

がんと「マイクロRNA」の深い関係

先ほど、マイクロRNAを用いたがん診断について紹介しました。このマイクロRNAは、がんという病気そのものにとって非常に大きな役割を果たしていると考えられています。少し難しくなりますが、その関係について述べておきましょう。

私たちの体を形作っているのはたくさんの細胞ですが、この細胞の「死に方」には二種類あります。「壊死《えし》」と「アポトーシス」です。

たとえば、私たちがケガをすると、ケガをした部分の細胞は「壊死」します。ケガは物理的破壊による壊死ですが、ほかに、細菌などの感染による壊死、血流減少による壊死などがあります。そのように、壊死が細胞の外側からきた原因による死であるのに対し、アポトーシスとは細胞自らが死を選ぶことを言います。つまり、「もう細胞としての役割を終えたから、死にます」という、「プログラムされた細胞死」がアポトーシスなのです。

たとえば、私たちは胎児の段階では、当初、手足の指と指の間にカエルのように水かきが付いています。指と指の間の部分の細胞がアポトーシスによって死んでいくことで、五本の指に分離するのです。

マイクロRNAの持つ大きな役割の一つが、このようなアポトーシスを適切に制御することです。

そしてまた、さまざまな病気も、マイクロRNAの働きと強い関係があるのではないかと、最近考えられ始めています。

従来、病気の「主役」はタンパク質だと考えられていました。

たとえば、糖尿病は「インシュリン」という血糖値を下げるホルモンの分泌異常によって起こります。このインシュリンも、アミノ酸が結合してできていますから、一種のタンパク質です。

また、インシュリンとくっつく側――「受容体」と呼ばれる物質がうまく働かず、血液中の糖をうまく取り込むことができない場合にも、やはり糖尿病になります。この「受容体」も、一種のタンパク質です。

そのように、体内のタンパク質の異常や不具合によって起きるのがさまざまな病気であり、その意味で「病気の主役はタンパク質」と考えられてきたわけです。

ところが、研究が進むにつれて、マイクロRNAがタンパク質の発現を制御していることがわかってきました。その意味で、タンパク質よりも、むしろマイクロRNAこそが病気の真の支配者、真の主役ではないかと考えられるようになってきたのです。

がんについてもしかりです。私たちの体には、「がん遺伝子」と「がん抑制遺伝子」があります。自動車でいえば、アクセルとブレーキですね。そして、マイクロRNAがある遺伝子とくっつくと、その遺伝子の働きを抑える働きをします。

したがって、マイクロRNAが「がん遺伝子」とくっつけば、がんの発現が抑制されます。つまり、がんに対してブレーキが働くのです。逆に、マイクロＲＮＡが「がん抑制遺伝子」とくっついてしまうと、がん抑制遺伝子の発現が抑えられてしまいます。つまり、がんに対するブレーキが効かなくなってしまうのです。

したがって、マイクロＲＮＡの働きをうまくコントロールできれば、それががんの治療に応用できるということになります。

がん遺伝子の発現につながるマイクロＲＮＡ――つまりがんのアクセルになってしまうマイクロＲＮＡのことを、「onco miR」と呼びます。この「onco miR」は、未分化な細胞における発現率が高いと言われています。「未分化」といってもわかりにくいでしょうが、これの対義語が「高分化」です。

たとえば、同じ胃がんであっても、がん細胞の「顔つき」が正常な胃の粘膜の細胞に近い場合と、逆に胃の粘膜の細胞とは似ても似つかない場合とがあります。前者を「高分化型がん」と言い、後者を「未分化型がん」と言います。

そのどちらが「タチの悪いがん」かと言うと、未分化型がんのほうです。未分化型がんは、細胞分裂のスピードが速く、悪性度の高いがんになってしまうのです。

つまり、「onco miR」は悪性度の高いがんにつながりやすい、やっかいな代物《しろもの》であるわけです。逆に考えれば、この「onco miR」の働きをうまくコントロールできれば、がん治療に応用できるわけです。

それは未来の話ではなく、すでに実用化に向けて実験が重ねられています。たとえば、鳥取大学での研究では、悪性度の高い未分化型がん細胞に、がん遺伝子の働きを抑制するマイクロRNAを導入したところ、なんと、がん細胞が正常な細胞に戻ったそうです！

従来のがん治療は、がん細胞を死滅させることを目指すもので、だからこそ、正常な細胞にまでダメージを与えてしまう副作用がありました。それに対して、がん細胞を死滅させるのではなく、正常細胞に戻すというまったく異なるアプローチが始まったわけで、これは画期的です。

「それはいいことを聞いた。私もぜひそれで治療してもらいたい」と思う人もいるかもしれません。しかし残念ながら、マイクロRNA導入によるがん治療は、動物実験がようやく始まった段階です。人間に使える実用化までには、まだかなり時間がかかるでしょう。

しかし、近い将来、副作用のない画期的ながん治療が生まれる可能性は高いのです。その日を心待ちにしたいと思います。

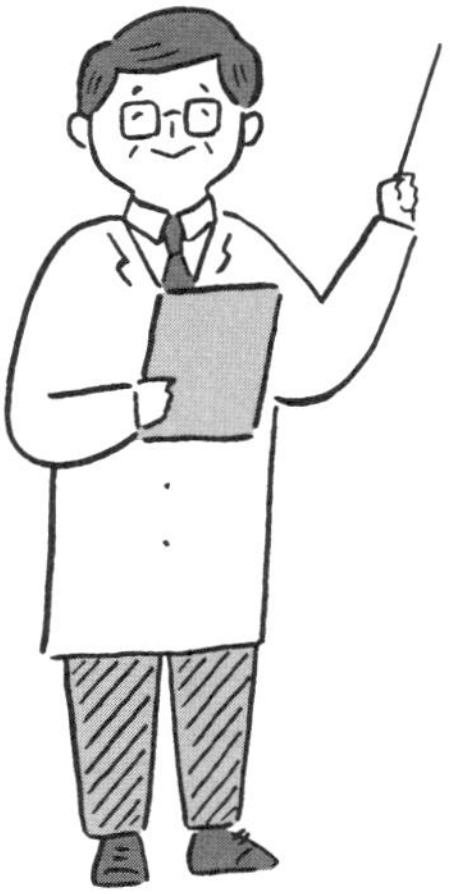

3章

最も怖いがん——膵がんと闘うために

「難治がん」の専門家として

一口にがんといっても、治りやすいものと治りにくいものがあります。治りにくいがんのことを「難治《なんち》がん」と呼び、膵《すい》がん、胆《たん》のう・胆管がん、肺がん、肝臓がん、食道がんなどが、一般に「難治がん」に分類されます。それらの中でも「最も治りにくいがん」として恐れられているのが、膵がんです。そして、がんの治りにくさにも男女差があります。たとえば、肺がんは男性では「治りにくさランキング」の三位であるのに対し、女性では八位です（「治りにくさランキング」とは五年相対生存率によるものです）。

ところが、膵がんについては、男女ともに「治りにくさランキング」の第一位なのです。男女とも、膵がんの五年相対生存率は全国平均でわずか七％程度でしかありません。ほかのがんに比べて極端に低いのです。そのため、膵がんには

「がんの王様」というありがたくない異名まであるほどです。

私の医師としての専門分野は、膵がんと胆のう・胆管がんの診断と治療です。つまり、がんの中でも「難治がん」の専門家であるわけです。

とくに膵がんについては、多くの臨床《りんしょう》例を経験してきましたし、私が無症状の多数例に応用した早期診断法もあります。その結果から幸運にも世界で初めて、早期膵がんの危険のある病変（病気によって現れる身体の変化）を発見しました。あらゆるがんの中で私が最もくわしいのが、膵がんだと言ってよいのです。

そこで、本書では膵がんについての章をもうけることにしました。以下、最も怖いがんである膵がんと闘うための基礎知識を確認してみましょう。

膵がんが治りにくい理由

膵臓《すいぞう》は、胃や腸、肝臓などに比べて、なじみの薄い臓器だと言えそうです。体のどこにあるのかも、どのような役割を果たしている臓器であるのかも、あまりよく知られていないかもしれません。

膵臓は、胃の後ろ側にあります。本人から見て、膵臓の右端は十二指腸につながっていて、左端はひ臓が連なっている、比較的小さな臓器です。だいたい、長さ十五センチほど、厚さ二センチほどになります。

膵臓の役割としては、まず、血糖値を下げる働きのあるホルモンである「インスリン」を分泌《ぶんぴつ》すること。また、消化液となる「膵液《すいえき》」を作って膵管《すいかん》から十二指腸へ分泌する働きもしており、この膵液はタンパク質・脂肪・炭水化物を分解する酵素となります。

膵がんは、現在、日本人男性の死亡原因としてはがんの中で五番目、女性では三番目に位置しています（二〇一六年、部位別がん死亡数）。比較的、男女差の少ないがんでもあります。ほかのがん、たとえば肺がんの場合は、男性が多くて女性は少ないのです。

先ほど、膵がんの五年相対生存率が約七%と極端に低いことを紹介しましたが、恐ろしいのは、この数字が昔からあまり変わっていないことです。ほかの部位のがんは、治療法の進歩などによって、だんだん生存率が右肩上がりに上がってきました。その中にあって、膵がんはほとんど生存率が変わらないのです。その点も、「難治がんの代表格」と呼ばれる理由の一つです。

それほど治りにくい理由は、いくつかあります。第一に、早期発見しにくいがんであるということ。

膵臓は基本的には「沈黙の臓器」であり、

膵臓と周囲の臓器

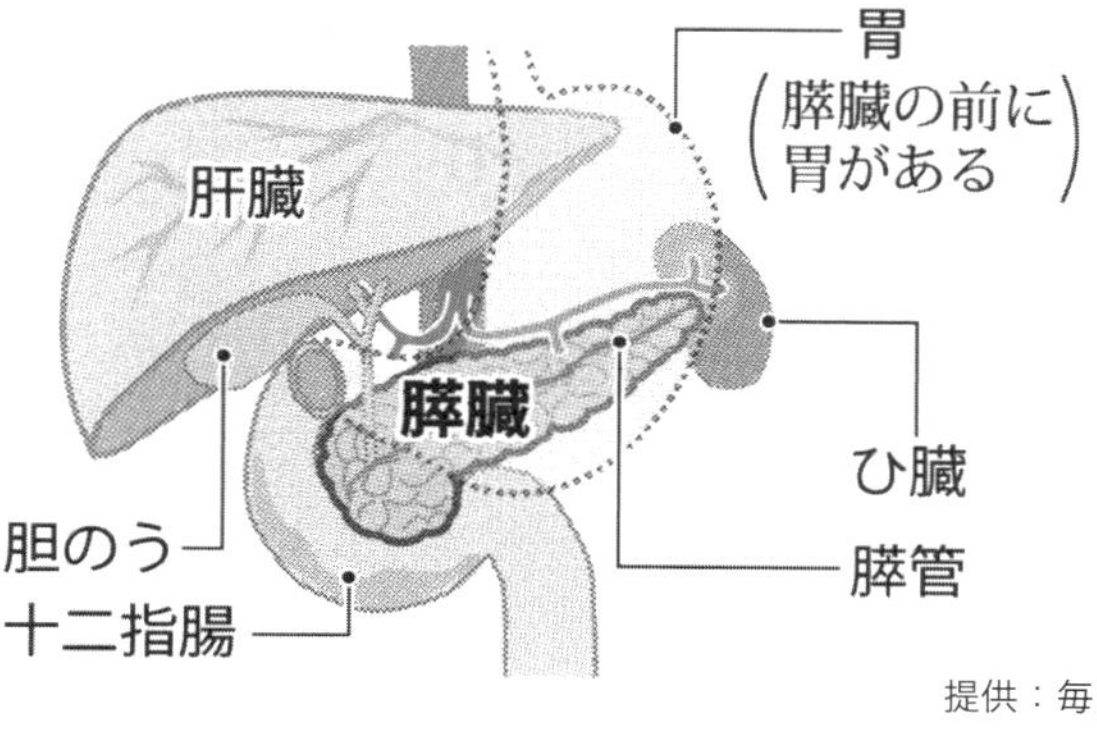

提供：毎日新聞社

がんがあってもなかなか症状が出ません。とくに、初期段階ではほとんどのケースが無症状です。

膵がんの典型的な症状としては「黄疸《おうだん》」(ビリルビンという色素が血液中に増加し、皮膚《ひふ》や白目など体組織が黄色くなる状態)がありますが、黄疸は通常、かなりがんが進行してからでないと出ません。顔が黄色になり、「これはただごとではない」と病院に駆け込んでみたら、すでに進行した膵がんであった、という悲劇的なケースが多いのです。

がんの検査として一般的な血液採取による「腫瘍《しゅよう》マーカー」で診断することもできますが、

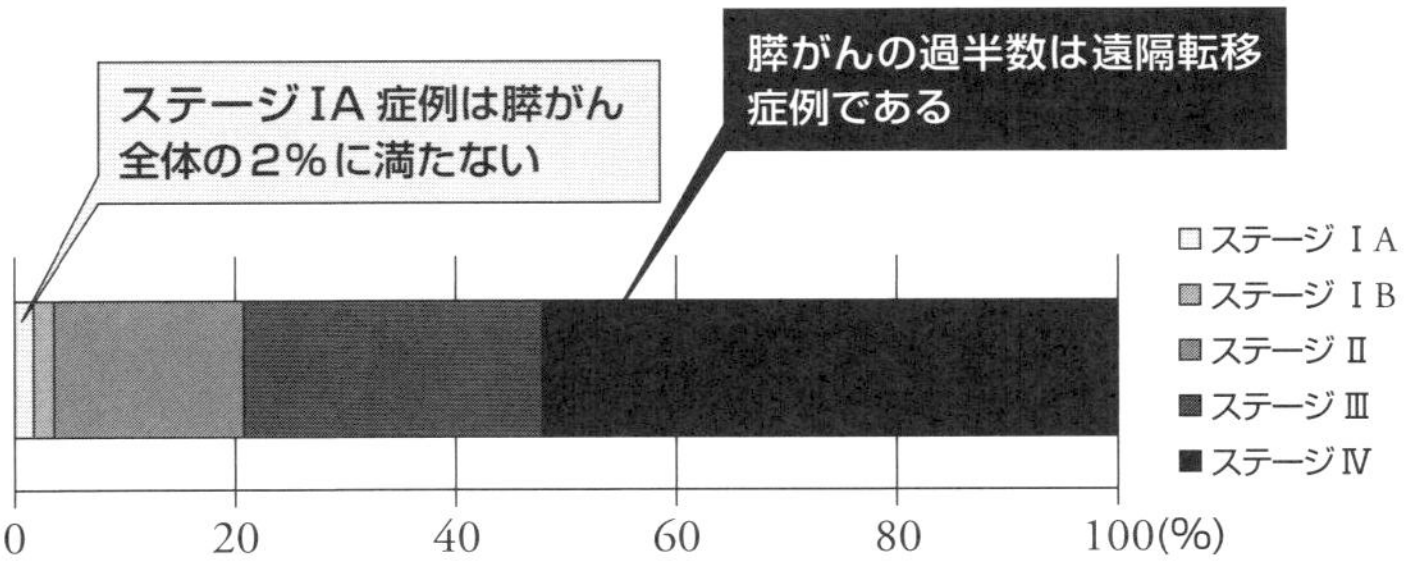

膵がんのステージ内訳

日本膵臓学会「膵癌登録報告 2007」を基に、新たなステージ分類で作成

膵がんが腫瘍マーカーによって早期発見できる例はごく少ないのです。というのも、膵がんは、腫瘍マーカーでは「上《じょう》皮《ひ》内《ない》がん（九四ページ参照）」のうちは数値に異常が出ないからです。

　がんは進行度によってステージⅠAからⅣに分類されます

ステージ	生存率			
	1年	2年	3年	5年
ステージⅠA	95.9%	79.1%	67.1%	54.1%
ステージⅠB	84.7%	63.3%	50.0%	36.2%
ステージⅡA	79.3%	56.0%	45.3%	29.9%
ステージⅡB	69.8%	40.2%	24.3%	12.7%
ステージⅢ	68.4%	36.9%	20.4%	10.7%
ステージⅣ	51.5%	24.2%	12.2%	6.5%

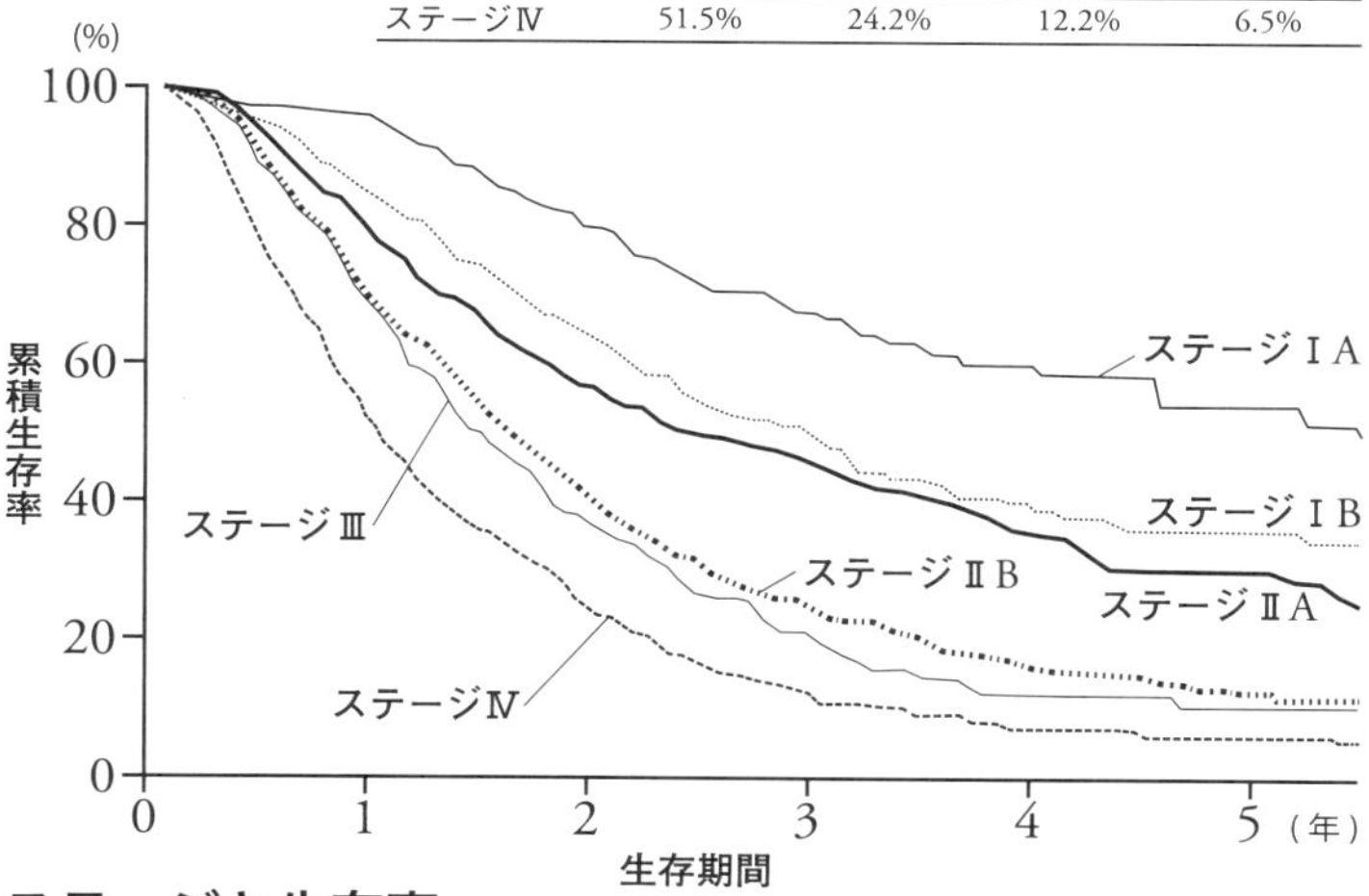

ステージと生存率

日本膵臓学会編「膵臓取扱い規約（第7版）」を基に作成

が、ステージⅠＡの段階で膵がんが見つかるケースは、なんと全体の二％程度でしかありません。

逆に、膵がん患者の五〇％以上は、ステージⅣ、つまりすでに遠隔転移してしまっていて、手術による切除が困難なケースです。

しかも、膵がんは進行の速いがんでもあります。というのも、膵臓は約二センチの厚みしかないため、がんが小さくても周囲に浸潤《しんじゅん》しやすいからです。膵臓の周辺には肝動脈《かんどうみゃく》や門脈《もんみゃく》などの血管があるため、すぐにそこへ浸潤してしまいます。また血流やリンパ液の流れを介して、ほかの臓器への転移もしやすいのです。

しかも、膵臓の周囲には神経が張り巡らされているため、膵がんになると、その神経に沿ってがん細胞が浸潤していきます。そのため、がん細胞が神経を刺激し痛みが走るのです。膵がんは、ほかのがんと比べても「痛みが強いがん」であり、その点もこのがんが恐れられてきた理由の一つです。

膵がんは、ステージⅠＡの段階では膵臓の中だけにとどまり、リンパ節にも転移していません。そして、腫瘍の大きさも二センチ以下です。この段階なら、手術によって切除ができます。しかし、ステージＩＡの段階で切除手術をしても、予後はけっしてよくないのが膵がんの恐ろしさです。ステージＩＡで切除したケースでも、五年生存率は五四％程度でしかないのです。つまり、四六％の人は、早期発見して手術しても、五年以内に亡くなってしまうことになります。

早期発見が難《むずか》しく、進行は速く、痛みは激しい。しかも、早期発見した場合でさえ、五年生存率はけっして高くない。これが、膵がんが、難治がん中の難治がんである理由なのです。

膵がんが早期発見できる「幸運なケース」

早期発見が難しい膵がんですが、がんが発生する部位などによって、幸いにも早期発見できるケースもあります。初期症状がほとんどない膵がんの中で、例外的に初期段階から症状が出るケースがあるのです。

たとえば、通常、膵がんで黄疸が出るのは進行した状態である場合が多いのですが、胆管の近くに膵がんができた場合には、胆汁《たんじゅう》の流れが妨《さまた》げられ初期段階で黄疸が出ます。本人や家族が黄疸に驚《おどろ》いて病院に駆け込むことで、早期発見につながります。

もう一つのケースとして、主膵管、つまり一番メインの膵管の近くにがんができると、膵液の流れが妨げられ初期段階から腹痛などの膵炎《すいえん》の症状が出ます。膵炎症状によって早期発見につながる例があるわけです。

膵がんは腫瘍マーカーでは早期発見しにくいと先に述べましたが、膵酵素の数値を見る検査であれば、上皮内がん段階でも異常値が出る場合があり、早期発見につながります。

たとえば、血液中のアミラーゼという膵臓から分泌される酵素の数値によって判断するやり方があります。ただし、アミラーゼは膵がんではなく単なる膵炎の場合にも数値が上がるので、見極めの難しさがあります。それでも、アミラーゼ数値が上がることが膵がんを疑うきっかけにはなるので、早期発見につながる場合もあるのです。また、アミラーゼは唾液腺《だえきせん》からも分泌されますので、血液検査でアミラーゼ高値と言われた場合、唾液腺が原因のこともあります。膵臓が原因か、唾液腺が原因かの区別は、アミラーゼアイソザイムという血液検査を受ければわかります。たとえば、おたふくかぜ（流行性耳下腺炎《りゅうこうせいじかせんえん》）の時には唾液腺由来のアミラーゼが高値となります。

膵がんの検査としては、ほかに超音波やCTスキャン、MRIによる検査があります。その検査で「腫大《しゅだい》」、つまり瘤《こぶ》になっている病変が見つかれば、膵がんの疑いは一気に強まります。しかしその場合、病変が悪性腫瘍（がん）であったとすれば、かなりステージが進んでいる場合が多く、早期発見は難しいのが現実です。

超音波などの画像検査によって、腫大ではなく、それ以外の変化が発見される場合もあります。たとえば、膵臓に袋状《たいじょう》の病変があるとか、膵管が妙に太い、などという異変です。そのように、腫大以外の変化を見つけることができれば、そのことが早期発見につながるケースがあります。

いかに膵がんを早期診断するか?

膵がんは早期発見が難しく、だからこそ生存率も低く治りにくいわけですが、それをなんとか早期発見できる方法はないかと、多くの専門家たちが工夫を重ねています。

たとえば、「超音波内視鏡（endoscopic ultrasound：EUS）」を使っておこなう新しい診断法があります。「超音波内視鏡」とは、内視鏡の先端に超音波（エコー）装置がくっついているもの。胃カメラの先端に小型の超音波プローブ（胎児のエコー画像を得る時などに使う医療機器）がついているイメージです。

この装置を口から飲み込み、胃や十二指腸にまで達したところで、超音波プローブによる画像検査をおこないます。膵臓の真ん中や左側は胃のすぐ後ろに、膵臓の右側は十二指腸のすぐ隣に位置しています。

普通の超音波検査はお腹《なか》の外側から超音波を当てる簡便で負担の少ない検査ですが、内臓脂肪や消化管ガス、皮下脂肪などが邪魔をするため、その分だけ画像が不鮮明になるというマイナス面があります。それに対し、内視鏡を飲み込んでおこなう超音波検査であれば、目指す部位の近くに直接超音波を当てることができるため、より鮮明・詳細な画像が得られるのです。そのため、五ミリから一センチ程度の早期膵がんも発見できることがあります。ほかの検査では見つからなかった小さな膵がんが、超音波内視鏡なら見つかるのです。そのため、膵臓専門の病院では、いまでは盛んにこの検査がおこなわれています。さらに、超音波内視鏡で観察しながら、細い針を病変に刺して吸引し、細胞や組織を採取して、診断を確定する方法（EUS-FNAと言います）も普及してきています。

ただ、内視鏡を飲み込まないといけないので、胃カメラ検査と同様の苦しさを伴います。とはいえ、苦しさを軽減する薬を注射してからおこなうので、患者さんから「胃カメラよりも楽でした」と言われることもよくあります。

もう一つ、膵液の中からがん細胞を検出するという方法があります。それは、一九七四年ごろに大阪府立成人病センター（現・大阪国際がんセンター）の遠藤義彦先生が、世界的な医学雑誌 Gastroenterology に発表し、以後、大阪府立成人病センターでは一貫して膵液細胞診《さいぼうしん》がおこなわれてきました。しかし、膵液細胞診をおこなっても根治《こんち》可能な膵がんが容易には検出できないため一九八〇年代には、膵液細胞診は下火となっていました。

一九八七年に同センターに赴任した私は、膵液細胞診で診断した膵上皮内がんを経験し、八八年に膵臓学会誌に報告しました。八七年ごろから膵液細胞診で診断した膵上皮内がんの症例がすでに五例報告されており、画像検査で膵がんを疑うことすらできない例もありました。このことを学んだ私は、その後、画像で膵臓にほとんど異常を認めない症例も含め、膵管造影《ぞうえい》をおこなう内視鏡検査――これをＥＲＣＰと言い、内視鏡的逆行性胆管膵管造影の英語の略です――を施行する時には全例に膵液細胞診をおこないました。この「画像で膵がんを疑えない症例すべてに膵液細胞診をおこなった」のが私のオリジナリティーで、世界で初めておこなったことです。

この方法だと、まだ初期の「上皮内がん」の段階で、膵がんを発見することができます。

私は大阪府立成人病センターに二十二年間内科医として勤務しましたが、その間に、この方法によって上皮内がんの段階で膵がんを発見できた患者さんが、毎年一人か二人いました。これらの方々は根治手術をおこない、膵がんは治癒《ちゆ》しました。いまも交流がある方もいます。

この方法の問題点は、膵管の中に造影剤やカニューレという柔らかい細いチューブを入れるため、急性膵炎を発症してしまうケースがたまにあることです。それを予防する薬を点滴しながら検査するのですが……。

ふつう、がんは大きくなるほど発見される率が高まるわけですが、この方法の場合、早期の膵がんのほうが発見されやすいのです。

それはなぜかというと、一つには早期段階のほうが膵管部分に「がん」が顔を出していることが多いから。そしてもう一つには、がんがまだ小さい段階のほうが、膵臓の働きがきちんと保たれているため、膵液がしっかり分泌されているからです。そのため、膵液の中にがん細胞が発見されやすいのです。

逆に、がんが大きくなるに従って、がんの周囲に線維《せんい》化がともない、がん細胞が膵管に顔を出しておらず、もう膵液を分泌する働きが鈍ってしまっているため、膵液中にがん細胞が出現しにくいのです。

膵がん治療の現状と、これからの展望

膵がんの治療法は、がんの広がりによって異なります。

がんが、膵臓内に限局《げんきょく》してほかの部位に浸潤・転移していなければ、手術で切除します。

もう少し大きくなって周囲に浸潤してしまった場合でも、ステージⅢの段階、つまり遠隔転移をしていない段階であれば、まず放射線や抗がん剤によって腫瘍を少し小さくし、その後に手術で切除するケースがあります。これは、専門用語で「集学的治療」と呼ばれる方法です。

外科療法（手術）、化学療法（抗がん剤）、放射線療法、免疫《めんえき》療法など、さまざまな治療がありますが、これらの治療法を組み合わせておこなうことで、より高い治療効果を得ることを目指して、二つ以上の治療方法を組み合せておこなう治療のことを、「多くの学問領域にわたる治療」なので「集学的治療」と呼んでいるのです。

局所にとどまっている段階を超え、ステージⅣ――つまり、肝臓などほかの臓器に遠隔転移してしまっている場合には、もう手術で切除しきることはできません。抗がん剤による治療を選ぶことになります。

以上、がん病巣の切除を中心とした治療法について述べましたが、膵がんにはそれ以外にも症状を改善するさまざまな治療があります。

たとえば、膵がんの代表的な症状である黄疸に対する対処です。膵がんによる黄疸は、膵頭部《すいとうぶ》にできたがんが胆管を塞《ふさ》いでしまうことによって生じるものです。したがって、その黄疸を改善するためには、胆管の閉塞《へいそく》部分を開く処置をします。その一つは、内視鏡を使って、胆管の閉塞した部分

膵がんの病期と治療法

膵がんの広がり		治療法
ステージⅠA	2cm以下で、膵臓内に限局	手術
ステージⅠB	2cmを超え、膵臓内に限局	手術
ステージⅡA	膵臓周囲組織に及ぶが周囲大血管に及ばない	手術
ステージⅡB	領域リンパ節に転移があるが周囲大血管に及ばない	手術
ステージⅢ	局所進行（周囲大血管に及ぶ）	手術+化学療法+放射線治療（集学的治療）
ステージⅣ	遠隔転移あり（肝臓、腹膜など）	化学療法

日本膵臓学会編「膵癌取扱い規約 2016年7月（第7版）」（金原出版）を基に作成

にチューブを入れ、胆汁が流れ込むトンネルを作る方法です。また、体の外から皮膚、肝臓を介して胆管に針を刺して、そのルートから胆管に沿ってチューブを挿入する方法もあります。さらに、開腹手術をおこない、胆管を小腸につなぎ、がんの病巣の手前でバイパスさせるというケースもあります。

また、膵がんが大きくなると、膵臓に隣り合った十二指腸が、がんで圧迫され、閉塞などの症状が出る場合があります。その場合、胃に小腸をつなぐ手術をおこない、食べ物が、がんを迂回《うかい》して通過できるようにする場合もあります。

症状	症状緩和のための治療法
閉塞性黄疸	内視鏡で閉塞部にチューブを留置（ERBD）
	体外から胆管を穿刺しチューブを留置（PTCD）
	胆管空腸吻合
消化管狭窄	消化管吻合
	ステント挿入
疼痛	麻薬性鎮痛剤の充分な投与

↓

生存期間・QOL（生活の質）の向上

近年、体に与えるダメージを考慮して、開腹手術をなるべく避けようとする医学界の趨勢《すうせい》があります。膵がんで十二指腸などが圧迫される症状に対しても、メスによる開腹手術をせず、内視鏡を使って「ステント」という筒状の医療器具（体内に入れてから形状記憶合金でできた網目部分が筒状に広がる）を入れ、狭くなった十二指腸を広げる処置がおこなわれることが増えてきました。昨今はこの方法が主流と言ってもよいでしょう。

膵がんの治療でもう一つ大切なのは、ペイン（痛み）・コントロールです。先に述べたとおり、膵がんはほかのがんに比べて痛みの強いがんですから、モルヒネなど麻薬系の鎮痛《ちんつう》剤を使って、その痛みを十分に取ることは大事な治療です。

日本には「麻薬＝悪いもの」というイメージが根強くあるせいか、麻薬系の鎮痛剤を用いることに抵抗のある人が多く、限界まで痛みを我慢してしまう人が、たまにいます。しかし、それは治療上好ましくありません。というのも、痛みというものはずっと感じていると、それだけで人間の免疫力を下げてしまうものだからです。

痛みを我慢するより、麻薬で痛みを十分コントロールしたほうが、がんになってもより長生きできるのです。そのことを示す統計データもあります。

痛みをコントロールできれば、たとえがんはあってもより長生きできるし、生活の質を保つことができるのです。

再発リスクと、再発を防ぐ治療法

膵がんは、切除手術後にも再発することが多いがんです。その再発リスクの高さが、五年生存率の低さの一つの要因でもあります。

ただ、再発する部位はわりと限られています。最も多いのは、「局所再発」。つまり、膵がんを切除した部分やその近くに再発してしまうケースです。次に多いのは、肝転移。つまり肝臓に転移して再発することです。

大阪府立成人病センターの成績では、切除後に再発する割合は、局所再発のみのケースが全体の三一%、局所再発+肝臓への転移が二〇%、局所再発がなく肝臓に転移するケースが二一%となっています。その他の臓器への転移が一八%で、その中では腹膜や肺への転移が比較的多いと言えます。

そのような高い再発率をなんとか下げようと、外科医はさまざまな工夫と努力を重ねてきました。

その工夫の一つに、「拡大郭清《かくせい》」と呼ばれる方法があります。「郭清」というのは医学用語で、がんの摘出手術の際、腫瘍そのものだけでなく、周囲のリンパ節や転移している可能性のある組織を取り除くことを意味します。がんの病巣を切除する際にも、がんのある部分だけを小さく切除するやり方と、がんの周囲まで大きく切り取るやり方があるのです。後者を「拡大郭清」と呼びます。

この「拡大郭清」をすると、がんの部分だけを狭く切除したケースと比べ、再発が減ります。

通常の切除手術では、切除した部分の周囲にがん細胞が残っており、術後にそれが大きくなって再発してしまうのです。それに対し、拡大郭清は切除範囲を拡大し、リンパ節も広範囲にわたって郭清し、血管周囲の神経や結合組織までから め取ります。そうすることで、周囲のがん細胞までも根絶やしに切除しようとするわけです。

私がかつて勤務していた大阪府立成人病センターの外科では、一九八一年から、膵がんの手術でこの拡大郭清をおこなっていました。すると、局所再発は大幅に減り、五年生存率は二〇％に跳ね上がりました。

ところが、膵がんの拡大郭清をおこなった症例でも、肝臓に転移する率は下がりませんでした。じつに約五割もの人が、肝転移してしまったのです。

当時、大阪府立成人病センターの病院長を務めておられた石川治先生は、日本で膵がん外科治療の第一人者と目された方でした（すでに退職）。石川先生は、

「肝転移をなんとか減らさないことには、これ以上の生存率向上は見込めない」と大いに悩まれ、新しい治療法を編み出しました。それが、一九九〇年代になって生まれた、「2チャンネル化学療法」と呼ばれる画期的な方法でした。

肝臓へ流入する血管は門脈と動脈の二つあり、どちらのルートも膵がんの肝転移をきたす可能性があります。肝転移予防のため、抗がん剤を全身に投与するよりも、この二つの血管の中にチューブを入れ、そこに抗がん剤を流し込むというやり方でおこなうと高濃度の抗がん剤が肝臓に行き渡ります。そして、肝臓通過後、全身には薄まった低濃度の抗がん剤が送られることで、肝転移予防効果が高く、全身への副作用が少ないことに、石川先生は注目したのです。

そこで、拡大郭清手術をおこなったあと、二つの血管（門脈と動脈）から抗がん剤を投与することを試みたのです。二つの経路から抗がん剤を入れるため、「2チャンネル化学療法」と名づけられました。

九〇年代に入ってこの方法（拡大郭清＋2チャンネル化学療法）を実施していっ

たところ、約五割もあった肝転移率は、一五％まで下がりました。同時に局所再発も減り、手術後の三年生存率が五〇％、五年生存率が三六％という画期的な成績を叩《たた》き出したのです。

膵がんは通常、切除手術をしても三年後の生存率は一一％、五年後の生存率は八％程度でしかないという、非常に死亡率の高いがんです。その中にあって、九〇年代の大阪府立成人病センターは、全国でも抜きん出た成績を上げたのです。

膵がんの危険因子

ところで、膵がんは遺伝するのでしょうか？

すべてが遺伝ではないにせよ、一部は遺伝すると考えられています。家族に膵がんになった方がいる場合、まったくいない人に比べると、膵がんになる率が少し高くなるのです。一三五ページの表の「家族性膵がん」とは、第一度近親者

（親、兄弟姉妹、子）に二人以上の膵がん患者を有する家系に発生する膵がんのことです。また、「散発性膵がん」とは、「家族性膵がん」の定義にはあてはまらないものの、膵がんの家族がいる方です。

家族や近い親戚に膵がんで亡くなった方がいれば、リスクは高まると考えて用心したほうがいいでしょう。

遺伝とは別に、「ある病気にかかると、膵がんにもかかりやすくなる」というリスク要因があります。

その一つは、糖尿病。糖尿病の人は、膵がんになるリスクが二倍くらい高まるのです。また、慢性膵炎の人は、膵がんになるリスクが一般人より約五倍から十五倍高まります。

さらに、「遺伝性膵炎」という珍しい病気があって、この病気になった人は、膵がんになるリスクが六十倍から八十七倍くらい高まると考えられています。

「遺伝性膵炎」とは、「同一家系に二世代以上にわたり複数の膵炎患者がいて、若年発症で胆石やアルコールの関与がない膵炎」と定義されています。

そしてもう一つ、「膵管内乳頭粘液性腫瘍」（ＩＰＭＮ）という病気があります。これは、膵管内にできたポリープ状の腫瘍から、ドロッとした粘液がたくさん作られて、その粘液のせいで膵管がふくらんでしまう病気です。そのために、膵炎が起こり、お腹や背中が痛くなるという症状が出ます。これはじつは、粘液産生膵がんとして日本の高木國夫《くにお》先生と大橋計彦《かずひこ》先生が発見した病気でもあります。

このＩＰＭＮの患者さんのうち、年に

膵がん発症の危険率

「膵癌診療ガイドライン2016年版」を基に作成		
家族歴	膵がん家族歴（散発性膵がん）	**1.70～2.41倍**
	家族性膵がん	**6.79倍**
遺伝性疾患 （遺伝性膵がん症候群）	遺伝性膵炎	**60～87倍**
	遺伝性乳がん卵巣がん症候群	**4.1～5.8倍**
	など	
合併疾患	糖尿病	**1.94倍**
	肥満（20代にBMIが30以上の男性）	**3.5倍**
	慢性膵炎（診断から4年以内）	**14.6倍**
	慢性膵炎（診断から5年以降　）	**4.8倍**
	分枝型IPMN	**1.1～2.5%/年**
	膵嚢胞	**3倍、0.4%/年**
嗜好	喫煙	**1.68倍**
	大量飲酒（エタノール37.5g以上）	**1.22倍**

一・二から二・五％くらいの人が膵がんを発症すると考えられています。

そして膵嚢胞《すいのうほう》、これは膵臓の袋状の病変です。これが膵がんの高危険群であることを、私が世界で最初に提唱しました。先ほど触れましたが、私は画像で膵がんを疑うことにできない三百例ほどの症例に、膵液細胞診をおこないました。すると、七例の膵上皮内がんを認め、うち四例に膵嚢胞を認めたのです。大阪府立成人病センターでおこなっている膵検診のデータによると膵嚢胞の患者さんのうち、年に〇・四％くらいの人が膵がんを発症します。

それから、「ほどほど」ではない大量飲酒をつづけていると、肝臓がんのみならず、膵がんのリスクも高まります。喫煙も膵がんのリスクファクターです。

家族に膵がんの患者がいるという場合、それは避けようのないリスクですが、お酒やたばこについては「避けられるリスク」なのですから、控えるに越したことはありません。

4章

「がんに負けない生き方」を考える

「がん告知」をどう考えるか

ここまで、がん予防の基本、がんをめぐる状況、そして私の専門である膵《すい》がんの話を書かせていただきました。

もちろん、がんにならないことが一番ですが、もしあなた自身が、もしくはあなたの身近な人が、がんと宣告されてしまった場合、どう向き合うことがよいのでしょうか。最後の章では、そうした心構えについて、考えていきたいと思います。

さて、映画やテレビドラマの中でがんが描かれる時、医師が主人公や登場人物にがんを告知する場面が、とてもドラマチックに演出されることがあります。そうした場面を見たことがある人も多いでしょう。宣告を受ける側にとってもそうですが、治療にあたる医療者にとっても、告知は重い問題です。

私が医師になったのはいまから三十年ほど前ですが、その当時の日本では、「がんの告知というのは、基本的にしないもの」でした。「告知しないほうが普通」だったのです。たとえば、患者さんが末期の胃がんであったとしたら、本人には「胃潰瘍《いかいよう》です」とウソを言う。そして、そのウソを信じたまま、あるいは「もしかしたら胃がんなのではないか」と疑心を抱いたまま、亡くなっていく——そういうものだったのです。

ところが、私が医師になって十年ほどがすぎたころ、つまりいまから二十数年前に、日本でも大きく流れが変わりました。がんの患者さんに対しては、「病名を告知するのが普通」になったのです。そうした変化が起きたのは、欧米から入ってきた「自己決定権」という考え方の影響です。

「人間は、自分のことは自分で決めるべきである」という考え方が、個人主義の定着した欧米社会では徹底しています。たとえ親であっても、子どもの人生に関することを勝手に決めてはいけない。子ども自身に決定させるべきである——そういう考え方をします。

したがって、がんの治療についても、がんであることを本人に伝えず、医療者と家族だけが知っていて、本人以外の人たちが勝手に治療方針を決めていくというのは、欧米では「あってはならないこと」なのです。

そのような告知に関する流れの転換が日本で起きてから、およそ四半世紀。いまでは日本でも、がん患者当人に「もしもがんだった場合、告知を望みますか？望みませんか？」とお聞きして、「望む人には告知する」という方向性になっています。

患者が自分自身への告知を望まない場合、次に「では、どなたにお伝えしたらよいですか？」とお聞きし、その方に医師から伝える、というのが通常の流れです。

患者が最初に受診した時、「問診票」を記入してもらうわけですが、その中に「重大な病気の場合、そのことを知りたいですか？」という質問項目があり、それに「はい」と答えた方には告知することになります。

以上は本人ががんであったというケースですが、ではたとえば、読者のあなたのお父さんかお母さんががんだった場合、あなたはそれを本人に告知したほうがいいと思いますか？　私が公開講座などで聴衆にそう質問すると、「伝えないほうがいいと思う」というほうに挙手される方が、じつはけっこうたくさんいらっしゃいます。

不思議なもので、「もし自分ががんだったら？」という仮定に対しては大半の人が「告知を望む」と答えるのに対し、「年老いた親ががんだったら？」という仮定に対しては、「告知してほしくない」という気持ちになる人が多いようです。

自己決定権という観点から言えば、「絶対に本人に告知すべきだ」ということになるわけですが、「治療に対する影響」という観点から考えると、一概にそうは言えない難《むずか》しさがあります。告知したほうがその後の治療に好影響を与える場合もあれば、逆に悪影響を与えてしまう場合もあり、告知にはメリットとデメリットの両面があるからです。

一言で言えば、自分ががんだと知って「よし、絶対に治してやる！」と前向きになる人と、逆にがんであると知ってショックを受け、後ろ向きな気持ちになってしまう人がいるのです。

古来、「病《やまい》は気から」と言うとおり、患者さんの心の状態は治療に多大な影響を及ぼします。同じ治療をし、同じ薬を処方しても、前向きな患者さんには効果があり、「私はもう駄目《だめ》だ」と絶望してしまっている人にはあまり効果が出ない――そういうことがあり得るのです。つまり、がん告知がその後の治療に好影響を与えるか、悪影響を与えるかは、患者さんの受け止め方しだいなのです。

怖いのは、患者さんがどちらになるかは、表面的な姿からはけっしてわからないということです。一見ひ弱そうでおとなしく、告知したらショックで絶望してしまいそうな人が、告知を受けた途端に病気に対する闘志を燃やすケースもあります。逆に、一見気が強くて明るく、「この人なら告知しても大丈夫だろう」と思う相手が、告知を受けた途端に意気消沈してしまう場合もあります。

また、「がんが治る・治らない」という次元とは別に、「自分が末期がんで、もう残された時間がわずかだ」と悟ることによって、最期の日々を見違えるようにいきいきと生きる患者さんも少なくありません。黒澤明監督の世界的名作映画『生きる』は、まさにそのような物語でした。胃がんで余命いくばくもないと知らされた主人公の市役所職員は、最期の日々を人が変わったように前向きに生き抜くのです。

そのように、自分のゴールを知ることで、ゴールまでの日々を価値的に生きること。それもまたがん告知の大きな「メリット」と言えるでしょう。

また、告知を機に家族の絆《きずな》が強まり、それまでバラバラだった家族が一致団結して病気に立ち向かう、というケースもあります。ご家族の協力も治療の大切な一要素ですから、これもまた告知による好影響と言えるでしょう。

元気なうちに、いざという時の備えを

告知に関連して、延命措置についても一言触れておきましょう。がんの末期になって昏睡《こんすい》状態に陥《おちい》り、本人の意思表示ができなくなってから、「延命措置を望みますか？」とご家族が医師に問われるケースはよくあります。その場合、じっくり考える間もない短時間のうちに、その大事な判断を迫られるのです。

そのような時のために、家族ががんになったら、本人がまだ元気なうちに、「いざとなったら延命措置を望むか？」ということを確認しておくべきです。

いや、がんにならなくても、高齢の家族がいる場合、一度は延命措置について話し合いをしておいたほうがよいでしょう。「縁起《えんぎ》でもない」と怒られるかもしれませんが、これはとても大切なことです。延命措置を望むか否かは、本人の人生最後の決断になるのですから、それこそ自己決定権の観点から、本人の思いを

確認しておくべきなのです。

これはがんではないケースですが、ある人のお母さんが認知症になって、「胃《い》瘻《ろう》」による経管栄養にすることを医師から勧められたそうです。

というのも、第二章で述べたとおり、認知症になると誤嚥《ごえん》性肺炎で死に至るケースが多いからです。口からものを食べると危険なので、胃に穴を開け、管を通して栄養を取る形にするのです。

認知症なので、お母さん当人には可否の判断ができず、息子さんに判断が託されました。息子さんはお母さんの身の安全を思い、胃瘻による経管栄養を承諾したのですが、実際にやったあと、当のお母さんがそのことを嫌《いや》がっている様子だったと言います。つまり、息子さんとしてはよかれと思って決めたことなのですが、お母さんは胃瘻による延命を望んでおられなかったのです。

そのようなケースは、今後高齢化が進み、認知症が増えるにつれ、多くなるでしょう。そういうことを避けるためには、高齢の親御さんに対して、元気なうちからそういう話をしておくことが肝要です。

「私は、もし認知症になったら、胃瘻の経管栄養なんてしたくない。そういう選択を迫られる状態になったら、絶対断ってくれ」と言うかもしれません。その場合、それこそ自己決定権の問題ですから、親の意思に従ったほうがよいでしょう。がんについてもしかり。末期になってからどのような治療を望むのかを、本人の意思がはっきりしているうちに話し合い、本人の希望を書類にして残しておくべきです。

「健康寿命」と「ウエルネス」について

私たちは、ただたんに「長生きすれば幸せ」というものではありません。ある程度の年齢まで達すれば、たいていの人はどこかしら不調や病気を抱えていくものです。そこで、一つ参考になる指標として、「健康寿命」について触れておきましょう。

「健康寿命」とは、WHOが二〇〇〇年に提唱した概念です。私たちの人生の中で、「健康上の問題で日常生活が制限されることなく生活できる期間」の長さのことを意味します。つまり、寝たきりになったり、介護が必要になったりせず、一人で身の回りのことが一通りできる期間の長さが、「健康寿命」なのです。

たとえば、八十歳で亡くなった人がいて、最後の二年間は寝たきり、その前の三年間は介護施設で暮らしていたとしたら、その人の寿命は八十年ですが、健康寿命は七十五年だったということになります。

寿命を延ばすことはもちろん大切ですが、それ以上に大切なのが「健康寿命を延ばすこと」なのです。

厚生労働省は、二〇〇一年から三年ごとに、日本の健康寿命を発表しています。それによれば、初回の〇一年は男性が六九・四〇歳、女性は七二・六五歳でした。以後、平均寿命が少しずつ延びているように、健康寿命も発表ごとに少しずつ延びつづけています。

注目すべきは、健康寿命と平均寿命の差です。

二〇一〇年の発表（左下図参照）では、男性の健康寿命が七〇・四二歳であるのに対し、平均寿命は七九・五五歳と、その差は九・一三年。女性では、健康寿命は七三・六二歳に対して、平均寿命は八六・三〇歳で、その差は一二・六八歳。

ご覧のとおり、女性のほうが健康寿命と平均寿命の差は大きいのです。こうした男女差については、ホルモンの影響などの生理的側面もあるでしょう。しかし、それと同時に社会的要因も大きいということを、女性問題・福祉の専門家である評論家の樋口恵子さんが指摘されています。

「私は、男女の有業率の差が主因になっていると考えています。もちろん働いている女性もたくさんいますけど、マクロ的視点で見れば、女性は無業の人がやはり多いですから。

女性は男性に比べて、労働市場から疎外され、金銭的評価から疎外され、集団活動の中で与えられる健康診断の機会も得ることが少ない……そうしたことが、女性の健康寿命の短さの背景にあるのだと思います」（『潮』二〇一七年十一月号「『大介護時代』にどう備えるか」、有業率とは職業に就いて収入を得ている人の割合のことです）

直近の二〇一八年の発表（一六年時点の健康寿命）では、男性の健康寿命が七二・一四歳、女性が七四・七九歳となり、平均寿命との差は男性八・八四年、女性一二・三五年と、それぞれわずかに縮まっています。今後、さらに縮まり、男女

平均寿命と健康寿命の差

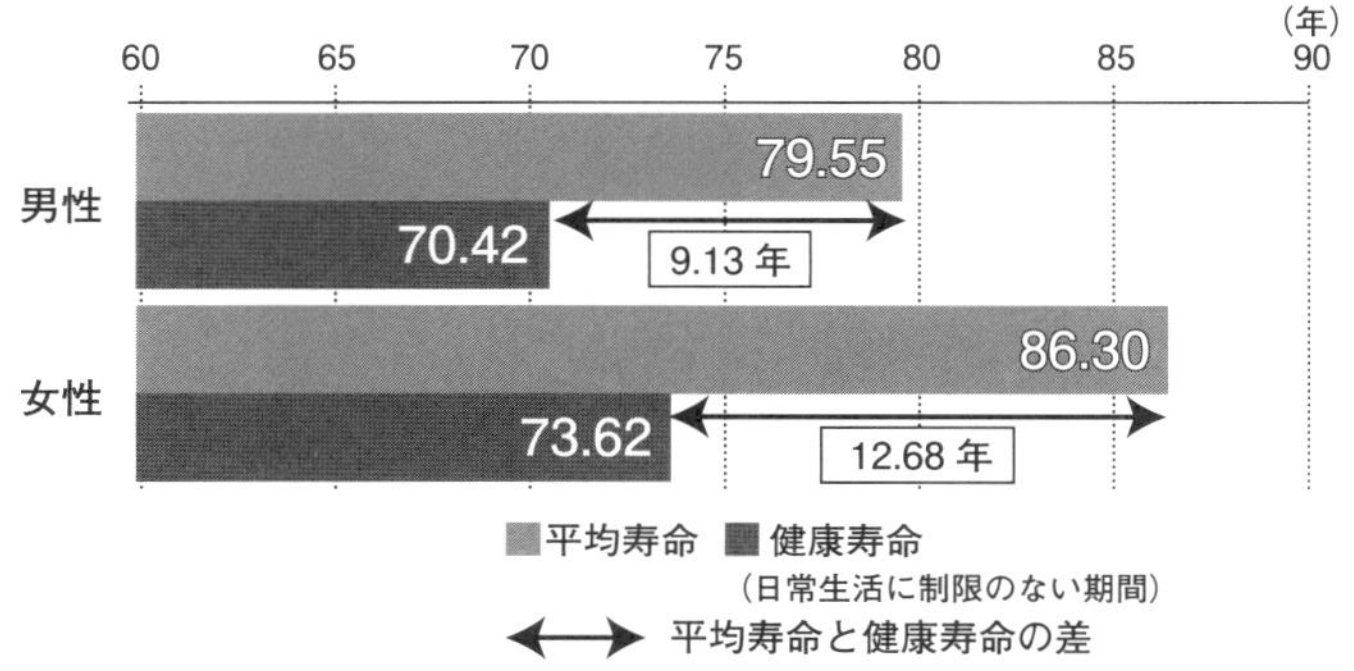

平均寿命（2010 年）は、厚生労働省「平成 22 年完全生命表」、健康寿命（2010 年）は、厚生労働科学研究費補助金「健康寿命における将来予測と生活習慣病対策の費用対効果に関する研究」を基に作成

差も小さくなっていくことを期待したいと思います。

とはいえ、これだけ平均寿命が延びてくると、人生の最後まで健康でありつづけるというのは、なかなか難しいことです。

そこで、あらためて重視したいのが、「ウエルネス（Wellness）」という概念です。これは、一九六一年に米国の医学者ハルバート・ダンによって提唱され、WHOが国際的に広めたもの。「健康」の定義を従来よりも広く、踏み込んだものにしていこうという意図から生まれた概念です。

ウエルネスは、「健康状態にかかわらず、その人の可能性を最大限に発揮しようとする積極的な状態」と定義されています。つまり、たとえ何かの病気にかかっていたとしても、なおかつ積極的に生きようという意欲を持ちつづけている人は、ウエルネスを豊かに持っているわけです。

「一つでも病気にかかっていたら、健康ではない」と考えてしまうと、それは健康のハードルが高すぎて、年を取れば「健康な人」がごく一部になってしまいます。だからこそ、「たとえ病気になっても、その病気とともにいきいきと生きる。老いや死をも視野に入れつつ生きる」ということが大切なのです。それこそがウエルネスなのです。

がんについてもそうで、何かのがんにかかり、切除手術などを経験しても、その後にいきいきと生きている人はたくさんいます。そうした人たちは、「障害がない」という意味での健康ではないでしょうが、豊かなウエルネスを持っているのです。

私自身について考えても、血圧は高めだし、尿酸値も高いしで、けっして万全な健康体とは言えません。それでも、そのことを重々承知のうえで、いきいきと積極的に生きたいと思っています。みなさんも、そのようなウエルネスを大切にしてください。

「がんと共存して生きる時代」の到来

一九七〇〜八〇年代のがんの化学療法は、「すべてのがん細胞を殺すこと」を目指して、抗がん剤を大量投薬することが一般的でした。強い副作用は覚悟のうえで、がんの根治《こんち》を目指して、のるかそるかの治療をおこなうという面がありました。私が大阪大学医学部附属病院で研修医をしていた一九八五年はちょうどそのような時代で、担当の白血病の患者さんに強力な抗がん剤治療をおこないましたが、感染症を併発し、残念ながら亡くなられました。ご遺族のご希望もあり、死因とがんの進展状況を調べるため、病理解剖をさせていただいたのですが、その結果、末梢血《まっしょうけつ》にも骨髄《こつずい》にもそのほかの臓器にも、がん細胞は検出されませんでした。まさに「がんは消えたが、患者は死んだ」という悲劇だったのです。

このように、攻撃的な治療をおこなうと、一挙にＱＯＬ（Quality of life＝生活の質）が低下し、そのまま悲惨な結末を迎えてしまうことが時にありました。とくに高齢のがん患者に、手術や化学療法という負担の大きな治療をおこなうことは、そうした結果を招く危険性が高くなります。攻撃的治療を避けて対症療法で経過を追ったら、患者はＱＯＬを保ちつつより長く生きたのではないか――こういった思いにかられた医療者も多かったのではないかと思います。

成人病センター時代のとても印象に残っている患者さんがいます。受診された時には、すでに肝転移があり、切除の対象にはならない段階の膵がんの女性でした。この方は抗がん剤治療を外来で受けられ、九年間、生き抜かれました。とても朗《ほが》らかな方で、この方が来られると、外来が笑顔で明るくなるような方でした。ご家族も献身的に支えられていました。

抗がん剤治療については、「がんに勝とうとするより、負けないようにする」ことを主眼とした、「休眠療法」というものがあります。

国際医療福祉大学市川病院の高橋豊教授は、がんを徹底的にやっつけるのではなく、患者のＱＯＬを重視しつつ、がんとの共存をはかる治療方針を掲げられています。具体的には、低容量の抗がん剤投与で、継続して治療をおこなうことを提唱され、その有効性が認められつつあるのです。

現在の抗がん剤治療の問題点は、二つあります。一つは継続できないことです。患者さんが副作用に苦しんで継続できなくなったり、白血球が減少し感染のリスクが高いという理由で継続できなくなります。もう一つは、抗がん剤の効果や副作用の個人差があまり考慮されていないことです。高橋先生は、どれだけ多くのがんを消すかということと、どれだけ長く治療を継続できるか、この二つの因子が、延命期間を決めるということを解明されました。

抗がん剤の副作用は、その重症度により、六段階に分類されます。それは、副作用がないグレード０から、副作用で死亡する５までです。抗がん剤治療は、通常副作用のグレード３から４を目指しておこなわれていますが、これは、患者さんの死なない限界に近いのです。これに対し高橋氏は、副作用のグレードとして

1ないし2を目指すべきだと提唱しています。さらに、同じ種類の同量の抗がん剤の副作用の程度は、人によって違うことに留意するよう強調しています。

以上のように、高橋先生の抗がん剤治療の三つの基本方針は、①治療を継続する②副作用の指標をグレード1ないし2に置く③個人差を考慮するということです。

こうしたQOL、「人間らしく生きる」ことを重視した治療法の裾野《すその》が、より広がっていくことを期待したいと思います。

「天寿がん」という考え方

私の子どもが医学生の時に、こうした質問をしてきたことがあります。

「お父さん、解剖をさせていただいた方の腎臓《じんぞう》に、かなりのサイズのがんがあったよ。普通、解剖実習の献体をしてくださる方は老衰とか天寿をまっとうした方ではないの?」

確かに、生前に腎臓がんと診断されていれば、入院して切除術や化学療法がおこなわれるのが普通ですので、おそらくこの方は、生前にがんとは診断されず、天寿をまっとうされ、尊い遺志により医学生の解剖の勉強のために献体をしてくださったのでしょう。じつはこうした一見がんが死亡原因としては考えられないのに、亡くなった方の体からがんが見つかるというケースが、時おりあるのです。がん研究会がん研究所名誉所長の北川知行先生は、このような方のがんを「天寿がん」と名づけられています。この天寿がんという言葉は欧米にはなく、日本発の考え方です。

北川先生は、天寿がんの存在を明らかにしていくことで、①高齢者・超高齢者の個々のがんの自然史が明らかになる②天寿がんが認識されてくれば、不必要で有害な攻撃的治療をおこなうことを避けることができる③天寿がんの存在は、人々のがんに対するいたずらな恐怖心を取り除き、がんと合理的につき合う道を広くする、と期待されています。

これを受けて、一九九四年、厚生労働省に「高齢者のがん、特に天寿がんに関する研究班」ができ、「天寿がん」は「安らかに人を死に導く超高齢者のがん」と定義されました。超高齢者を定義するにあたり、当時の平均寿命が男性七十九歳、女性八十三歳であったので、とりあえず男性八十五歳以上、女性九十歳以上を超高齢者としたそうです。

人は六十歳をすぎると暦年齢と生理的年齢が大きく乖離《かいり》してくる場合がありです。ですので、暦年齢で超高齢者を定義するのは本質的に無理があるとの指摘もありますが、実際、肺がんや膵がんなどの手術に踏み切るかどうかも、暦年齢ではなく、生理的な元気さで決定されます。この判断には、実際に手術を担当する経験豊富な外科医の目で、患者の認知機能や生理機能をも含めた全体像を診《み》ることが重要です。

ともあれ、年齢を重ねるごとに、がん細胞が生じてくることは、いたしかたないことです。体にがんがあったとしても、天寿をまっとうし、大往生することは可能であり、がんを必要以上に恐れず、がんを完全になくそうと無理な治療をしたりせずに、上手につきあっていく――そうした考え方が、今後ますます大切になっていくのではないでしょうか。

がんで死ぬのもまんざら悪くない？

現代の日本人の多くは、がん、心臓病、脳卒中《のうそっちゅう》で亡くなっています。私は健康セミナーなどで、来場された方々に、時々「仮にこの三つのうちで亡くなるとしたら、どの病気を希望されますか」とお聞きします。すると、一番人気は心臓病です。なぜですかとお聞きすると、「心臓病でコロリと亡くなると、苦しみが少ないから」と言われる方が多いのです。がんで死にたいと言われる方は少数です。

その時、私はあえて「がんで死ぬのもまんざら悪くない」ことをお話しします。

がんで死ぬことのメリットを考えてみましょう。一つは、心臓病や脳卒中に比べて、がんの発症と、それによる死亡はゆっくりしているので、死ぬ準備ができる時間があるという利点があります。

時間があるので、自分が一生をかけて達成しようとしたことの一応の区切りをつけることもできます。また、自分の葬式の準備、葬儀を誰に取り仕切ってもらうか、自分の生前の活動を誰に紹介してもらうか、死亡したことを誰に伝えるかなどが、自分の手で準備できます。

家族に大事な自分の思いを言い残すこともできるでしょう。子どもたちや孫たちにどのように生き抜いてほしいかや、自分を支えてくれたことに対する感謝を伝える十分な時間があります。治療薬の進歩によって、痛みなどのがん特有の苦痛の緩和がかなりできるようになってきていますから、がんの終末期であっても比較的良好な精神状態で過ごすことができ、話しておきたいこと、言い残しておきたいことを直接伝えることができるようになってきています。

いかがでしょうか。角度を変えてみてみると、案外がんで死ぬのも悪くないと思えませんか。

がんにかかって自分は運がいい、とまで思えるかは難しいかもしれませんが、少なくとも物事を悲観的に捉《とら》えすぎないことは、健康的な生き方の大事な要素の一つなのです。

ポジティブ心理学を提唱しているマーティン・セリグマン博士は、『楽観主義者はなぜ成功するか』（新装版、パンローリング）の中で、楽観主義者のほうが、悲観論者よりも、①感染症にかかりにくい②健康的な習慣を持っている③免疫《めんえき》力《りょく》がある④長生きである、と述べています。悲観主義は病気を重くし、楽観主義は快復を助けるという研究成果も、いくつもあります。

セリグマン博士は、楽観主義が病気への免疫力を上げたり、死亡率を低くしたりする理由を三つ挙げています。

①楽観主義者は行動的です。楽観主義者は、「自分で何とかできる」と考えて、

実際的な行動を起こしますが、悲観主義者は問題を「仕方ない」「神のおぼしめしだ」などと考えて行動しないのです。

②楽観主義者は仲間が多い。楽観主義者は友達が多いので、サポートも多く受けられます。一方、悲観主義者は孤独です。

③楽観主義者は免疫が強い。楽観主義者の血液は、免疫反応が強くTリンパ球が多い。悲観主義者は炎症性物質インターロイキン6の分泌《ぶんぴつ》が多く、風邪にもかかりやすかったのです。

この楽観主義は意識して身につけることができます。その方法を「学習性楽観」と言いますが、じつはセリグマン博士は、自分のことを「生まれながらの悲観論者」だと述べていて、もともと自分はポジティブな人ではなかったが、学習して楽観主義を身につけたと言います。

健康のために、ぜひ楽観主義の態度を意識して、身につけていってほしいと思います。

長寿の秘訣——「他者」に尽くす献身の行動

長生きした方ほど、「ピンピンコロリ」に近づくというデータがあります。長く健《すこ》やかな生活習慣を送り、ある時コロッとお亡くなりになる。これなら、寝たきりになる時間も少ない人生を送ることができます。そして、長寿をまっとうされた方の生き方に学ぶものは多いと思います。健康的な生き方の模範として、私が思い浮かぶのは、二〇一七年に百五歳で大往生なさった医師の日野原重明先生です。

よく知られているエピソードですが、日野原先生は一九七〇年に、あの「よど号ハイジャック事件」に遭遇しました。ハイジャックされた飛行機に乗り合わせ、人質となって命の危険にさらされたのです。当時すでに六十歳近かった日野原先生は、そのことで〝一度は死を覚悟した自分が生かされたのだから、これからの人生は他人のために尽くす献身の人生にしよう〟と決意されたそうです。それが大きな人生の転機となったのでした。

日野原先生は若いころから頑健《がんけん》だったかと言うと、じつはそうではありませんでした。京都帝国大学の医学生時代に結核の療養のため休学されています。私は、日野原先生が長寿をまっとうされた最大の要因は、「献身の人生に」との決意にあったのではないかと考えています。人間というものは、狭い私利私欲の枠を超えて「世のため人のために生きよう」と決意した時、心身ともに強くなれるものだと思うからです。

私の伯父《おじ》は百四歳で亡くなりました。教育者として小学校の校長を務め、九人きょうだいの長兄で、若いころから親代わりとしてきょうだいの面倒を見てきた人でした。私の両親の結婚も、この伯父の世話で成立したそうです。これも献身の行動と長寿の関係を示す例ではないかと考えています。

香港の高名な画家・方召麐《ほうしょうりん》先生は、「多忙こそ長生きの道」と言われています。

核兵器の廃絶を訴えた「ラッセル・アインシュタイン宣言」の署名者の一人で、ノーベル平和賞受賞者でもあるロートブラット博士は、「大目的へと常に前進」することが長寿の秘訣であると述べていました。

ロートブラット博士は、長生きのコツとして①くよくよしない②愉快な心で進む③生きがいを持つ④皆のために生きるなどを挙げられています。実際、社会にかかわれば健康になり、人に尽くせばかえって自分が元気になり生命力がわくことは、みなさんも実感として経験があるのではないでしょうか。

「大目的」に向かって、「楽観主義」で進んでいく。エゴと独善がはびこる、社会の現実の真っただ中で、人のため、社会のために尽くし、自ら「生きがい」と「希望」を作っていくことが、健康長寿の軌道だと言えるでしょう。

以前、ある方から言われた、忘れない言葉があります。

「健康には何が一番大切か、わかるかい？　いろいろなストレスに負けてしまうのは、自分のことだけ考えているからだ。世のため人のためを考えて行動した時、ストレスに負けない強さが得られ、免疫力も高まって、病気を克服することもできるんだよ」

ほんとうにそのとおりだ、と感銘を受けました。

「世のため人のため」を考えることこそ、真に健康な人生を送るための極意なのではないかと、私は思います。他者のために尽くす喜びを知った方は、誰もがいきいきと輝いているものです。

死を乗り越える生死観

超高齢社会は、より多くの人が亡くなっていく社会と言い換えることができます。そのため、死を迎える場所であったり、死に方を考えること、一人一人の死のあり方の尊重が、ますます重要になってきています。しかしこの観点が見逃され、無理な延命等によって、必ずしもご本人の納得しない最期を迎えられるケースも少なくありません。

レオナルド・ダ・ヴィンチは、「充実した日々はいい眠りを与える　充実した生命は静寂な死を与える」と述べています。充実した一生を生ききった人には、何の後悔もなく、死の恐怖もないということでしょう。

仏法においては、死は「終わり」ではなく新たな生への「旅立ち」と捉えます。明日への活力を得るために「睡眠」を取り、リフレッシュし「充電」する。それに似て、「死」は次の素晴らしき「生」への飛翔であると捉えるのです。

私が勤める創価大学の創立者である池田大作先生は、一九九三年に米ハーバード大学で「21世紀文明と大乗仏教」と題した講演をおこなっています。その中で、「大乗仏典《だいじょうぶってん》の精髄《せいずい》である法華経《ほけきょう》では、生死の流転《るてん》しゆく人生の目的を『衆生所遊楽《しゅじょうしょゆうらく》』とし、信仰の透徹《とうてつ》したところ、生も喜びであり、死も喜び、生も遊楽であり、死も遊楽であると説き明かしております」（『池田大作全集　第二巻』聖教新聞社）と述べられました。

「衆生所遊楽」とは、私たちの住むこの世界が、そのまま仏の国土であり、衆生が遊び楽しむ所である、という意味です。そしてこの「生も歓喜、死も歓喜」の講演に対して、全米宗教学界の第一人者H・コックス学部長は次のように講評されました。「池田氏は、『死』に対する、今までとは全く異なった観点、非常に興味深い観点を紹介してくださいました。西洋社会は、死を否定したり、死を美化したりする傾向がありますので、そこには、我々にとって多くの学ぶべき点があると思います」と。

このような仏法の生死観が、がんに負けない生き方を強く支えることは間違いありません。死をどう捉えるかが、生の深さを決定づけていきます。死の病の一つであるがんについて知り、学ぶことは、生を深め、充実した人生を考えることにつながっていくのです。

あとがき

私は元来、数学や物理の原理を理解し、応用するのが好きでした。東京大学に進学し物理学を専攻、大学院修士課程まで進みましたが、研究をつづけるかたわら、「このまま物理学の研究者として一生を終えるべきか否か」との悩みに直面しました。いろいろな方に相談し、熟慮《じゅくりょ》の末、「直接、人々に貢献できる分野に進もう」と決意して、大阪大学医学部に編入学することにしました。

この背景には、兄がファロー四徴症《しちょうしょう》という重度の先天性心疾患《しんしっかん》で、二回の大手術に耐えたことなどをとおして、医学の力を痛感していたこともあります。兄はその後も三回を超える手術を受け、現在も元気にしています。

医学部を卒業後、三十歳で医師となり、大阪府立成人病センターで、消化器内科医として、二十二年間、膵《すい》がんの診療にたずさわりました。その後、未来の医療を支える人材を育てる仕事をしたいと思い、二〇〇八年、京都大学大学院医学研究科の教授公募に応募。翌〇九年四月から四年間、京都大学の教授として教育を中心に研究、臨床《りんしょう》に取り組みました。

そして二〇一三年四月には、創価大学に新しく設置された看護学部の初代学部長として赴任しました。

看護学部開設に寄せて、同大学創立者である池田大作先生は、次のような指針を贈ってくださいました。

一、生命の尊厳を探究する　生涯学びの看護
一、生きる力を引き出す　励ましの心光る看護
一、共に勝利の人生を開く　智慧《ちえ》と慈悲の看護

学生たちは、創立者からの指針を胸に、日々の大学生活を送っています。早いもので学部開設から五年半が経《た》ち、一期生、二期生が、社会に羽ばたいていきました。卒業生は、看護師国家試験を受験し、全国平均を大きく上回る合格を勝ち取るなど、看護学部の素晴らしい土台を築いてくれました。

私自身も、学生たちの成長のために、まず自らが学びつづけようと、努力してきたつもりです。

看護学部長として赴任するにあたり、京都大学医学部を卒業され、長年にわたって看護教育にたずさわってこられた山梨県立大学名誉教授の林正《りんしょう》健二先生を訪ねました。その折、林正先生から「医師として診療をつづけることは看護学部の教育に必ず役に立つ」とのお話をいただきました。

そこで、東京医科大学八王子医療センターで、一四年一月から月に一回、内視鏡検査を始めました。また、一三年八月からは、東京・東村山市の新山手病院で、水曜日に診療を開始しています。余談ですが、宮崎駿《はやお》監督のアニメ『となりのトトロ』で、サツキとメイの二人が、病院の庭の木の上から、入院中のお母さんの姿を見るシーンがありますが、この病院のモデルとなったのが新山手病院です。「トトロの木」が同病院の庭に、「八国山」が病院の裏にありますが、アニメでは「七国山病院」と呼ばれています。

ともあれ、看護学部の指針にあるとおり、医療にたずさわる者として、生涯学習は重要です。

医療技術は日進月歩で進歩しています。本書でも紹介したとおり、「がんを防ぐための12か条」一つとっても、それまで当然とされてきた常識も、研究が積み重ねられ、新たな知見が加わることで、変わっていきます。

また、本書では「がん告知」の話題なども取り上げましたが、医療者が、患者に病状、予後などをどう伝えるか、かかわり方も大事な問題です。患者の気持ちに寄り添うことがなく、客観的事実を伝えるだけの医師もいます。医師の説明不足や難解な医学用語を用いた説明に対する患者からの不満も、よく聞きます。

医療従事者にこそ、知情意のバランスが重要であると思います。そして、励ましの心に溢《あふ》れた医療者の存在が、患者・家族の苦悩を軽減し、生きる力を引き出すことは間違いありません。

指針の最後にあるとおり、医療者と患者が「共に勝利の人生を開く」ために、知識だけでなく、智慧と慈悲をそなえた人格をどう磨いていくか——これからますます重要なテーマになることは論をまちません。

今後も社会の高齢化が進むと、がんはますます増えていくと予想され、医学がいかに進歩しても、がんが完全になくなることは考えにくい状況です。そこで将来は、がんにかかること、またはがんで亡くなることを遅らせて、生活の質を保ちつつ共存する治療が大切になってくるかもしれません。つまり、「病《やまい》を持ちながら、よりよく生きる」あり方が、より強く模索される時代になるのではないでしょうか。

二〇一五年五月に、新聞の対談企画で女優の樹木希林《ききき りん》さんとお話しする機会がありました。網膜剝離《もうまくはくり》や乳がんなど、さまざまな病と向き合ってきた樹木さんですが、「ウジウジ考えないようにしているの。しゃくに障《さわ》るから（笑い）」と語っていたことが印象的でした。そうした「楽観主義」の生き方が免疫力《めんえきりょく》を高めることは、医学的にも立証されています。

生老病死《しょうろうびょうし》は生命の当然の変化相であり、病によって、より深い人生を味わえるとも言えます。難聴のベートーヴェンや結核の正岡子規が偉大な芸術を創作できたのも、その表れと考えられるでしょう。

いずれにせよ、がんがこれだけ身近になった現代は、すなわちそれだけ「人生観」「生命観」を考え、向き合う機会が多くなったということかもしれません。

本書が読者のみなさまにとって、がんという病気について理解を深めるとともに、そうした「人生観」「生命観」を深めるきっかけになってくれればと願っていいます。執筆のお手伝いをいただいた前原政之さん、第三文明社のみなさまに心から感謝しながら、筆を擱《お》きます。

二〇一八年七月

著者

【著者略歴】

中泉明彦（なかいずみ・あきひこ）

1955年生まれ。東京大学理学部を卒業後、同大学院で修士号を取得。大阪大学医学部を卒業後、病院勤務の傍ら医学博士号を取得。大阪府立成人病センター消化器検診科部長、京都大学大学院医学研究科教授を経て、2013年、創価大学看護学部の初代学部長に就任。専門分野は消化器内科。「膵がん高危険群の解明と早期診断法の開発」を研究テーマとしている。

がんを防《ふせ》ぐライフスタイル

2018年9月15日　初版第1刷発行

著　者　中泉明彦《なかいずみあきひこ》
発行者　大島光明
発行所　株式会社　第三文明社
東京都新宿区新宿1-23-5
郵便番号　160-0022
電話番号　03（5269）7144（営業代表）
03（5269）7145（注文専用）
03（5269）7154（編集代表）
振替口座　00150-3-117823
URL　http://www.daisanbunmei.co.jp
印刷・製本　壮光舎印刷株式会社

ISBN 978-4-476-03377-9